Nora Kircher: Eiweißallergie

Nora Kircher

Eiweißallergie

Ernährungsratgeber für
ein Leben ohne tierisches Eiweiß –
Mit über 150 Rezepten

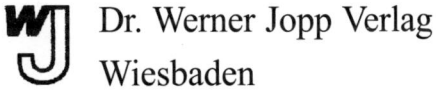
Dr. Werner Jopp Verlag
Wiesbaden

Von Nora Kircher sind im Dr. Werner Jopp Verlag außerdem erschienen:

- *Milchfrei leben – glutenfrei leben – Ratgeber für Laktoseintoleranz und Zöliakie – Mit über 100 Rezepten,* ISBN 3-926955-49-X
- *Cholesterinarm leben – Praktischer Ernährungsratgeber bei zu hohen Blutfettwerten – Mit über 100 Rezepten,* ISBN 3-926955-59-7
- *Purinarm leben – Praktischer Ernährungsratgeber bei Gicht – Mit über 100 Rezepten,* ISBN 3-926955-73-2
- *Milchallergie und Laktoseintoleranz – Praktischer Ratgeber mit Einkaufshilfen und über 100 Rezepten,* ISBN 3-926955-93-7
- *Leben ohne Gluten – Ratgeber für Zöliakie, Sprue und Getreideallergie – Mit über 100 Rezepten,* ISBN 3-89698-103-X
- *Heilen, pflegen, kochen mit Speiseölen – Geheimnisse der Öle mit über 200 Anwendungen und Rezepten,* ISBN 3-89698-109-9

1., 2., 3., 4., 5. Auflage 2001, 2000, 1999

Die Deutsche Bibliothek – CIP-Einheitsaufnahme

Kircher, Nora:
Eiweißallergie : Ernährungsratgeber für ein Leben ohne tierisches Eiweiß ; mit über 150 Rezepten / Nora Kircher. – Wiesbaden : Jopp, 1999
ISBN 3-89698-119-6

c 1999, Dr. Werner Jopp Verlag, Danziger Straße 58, 65191 Wiesbaden

Umschlaggestaltung: Kreativ Design Gerd Aumann, Wiesbaden
Druck und Bindearbeiten: LEGOPRINT S.p.A., Lavis (TN)
Printed in Italy

ISBN 3-89698-119-6

Inhaltsverzeichnis

Vorwort 13

Wissenswertes über Allergien 16
Wie wirken sich Allergien aus? 18
Die häufigsten Allergene 20
    Lebensmittel, die häufig Allergien auslösen 20
    Pseudoallergie 22
    Laktoseintoleranz 22
Nierenerkrankungen und eiweißarme Kost 23
Lebensmittelallergien feststellen 23
    Methoden, die Sie selbst anwenden können 24
        Der Lippentest 24
        Der Reibetest 24
        Reistage 24
    Reisrezepte für die Reistage 25
        Reis 25
        Reiswaffeln 25
        Reisnudeln 25
        Reisflocken 26
        Reisbrot 26
    Suchdiät 27
    Probieren nach Karenz 27
Die Diagnosen der Ärzte und Heilpraktiker 27
    Hauttest/Pricktest 27
    Blutuntersuchung 28
    Klinische Untersuchung 28
    Kinesiologie 28
    Bioresonanz 28
Was sollte außerdem untersucht werden? 29
    Darm 29

Inhaltsverzeichnis

Therapie bei Allergien ... 30
   Verzicht auf Lebensmittel ... 30
   Abwechslung im Speiseplan ... 31
   Was ist Rotationsdiät? ... 31
   Was tun bei anderen häufigen Allergien? ... 32
      Hausstaub ... 32
      Bettfedern ... 33
      Pollen und Gräser ... 33
   Allergien mildern oder beseitigen ... 33
   Gesundheitsfolgen durch Verzicht ... 35
      Mangelerscheinungen ... 35
         Vitamine und Mineralien ... 36
         Kalziumpräparate ... 36
      Der Verzicht auf Milchprodukte ... 36
         Kalziumreiche Lebensmittel ... 36
      Der Fleischverzicht ... 38
      Der Verzicht auf Hühnerei ... 38
      Die eiweißarme Kost ... 39
      Ernährung bei Neurodermitis ... 39

Versteckte Gefahren herausfinden ... 40
Versteckte Milch, versteckte Hühnereier ... 40
      Milchbestandteile in Medikamenten ... 41
      Eibestandteile in Impfstoffen ... 41
      Ei in Shampoos ... 41
      Firmenanfragen ... 41
      Fertiglisten ... 41
Die Einladung zum Essen ... 42

Säuglinge und Kinder ... 44
   Allergierisiko nach Familienbelastung ... 44
   Die Muttermilch wird nicht vertragen ... 44
   Allgemeine Tips ... 45
   Lebensmittel für die Zufütterung ... 46
   Vollhydrolysate ... 46
   Ziegen-, Schafs- und Stutenmilchprodukte ... 47
   Zwieback und Gebäck ... 47
   Brei ... 47
   Gläschen ... 48
   Getränke ... 48
   Kalziumgabe ... 49
   Das Kind aufklären ... 49

Kinder und Süßigkeiten 49
Der Schwerbehindertenausweis für Kinder 50

Warenkundliche Hinweise 51
Ei-Ersatz 51
Mayonnaise-Ersatz 51
Milchersatz 51
Milchjoghurtersatz 52
Laktosefreie Schokolade 52
Margarine ohne Milchbestandteile 53
Gebäck ohne Ei- und Milchbestandteile 53
Pikante Brotaufstriche als Käseersatz 54
Pikanter Brotbelag 54
Laktosearmer Käse 55
Schafs- und Ziegenkäse 55
Fermate 55
Süße Brotaufstriche 56
Wurstwaren 57
Fisch 57
Nudeln 57

Rezeptteil 58
Getränke 58
  Sojatrunk 58
  Süßer Sojatrunk 58
  Sojatrunk mit Banane 59
  Sojatrunk mit Carob 59
  Erdbeer-Sojatrunk 59
  Heißer Reisdrink 59
  Reisdrink mit Carob 60
  Erdbeer-Reisdrink 60
  Mandelmilch 60
  Getreidekaffee 61
  Sojabohnenkaffee selbst rösten 61
  Sojabohnenkaffee 61
  Lupinenkaffee 62
  Brühe 62
Naschwerk 62
  Agavendicksaft 62
  Ahornsirup 63
  Apfeldicksaft 63

Inhaltsverzeichnis

Birnendicksaft 63
Honig 63
Reissirup 64
Brauner Zucker 64
Süßholz 64
Zuckerrübersirup 65
Mandelsplitter 65
Quittenkonfekt 65
Krokant 66
   Sesamkrokant mit Zucker 66
   Müslikrokant 66
   Haferkrokant 66
Kandierte Mandeln 67
Sesamkrokant mit Agavendicksaft 67
Toffees und Candys 67
   Cashewtoffees 68
   Mandeltoffees 68
   Zimtcandys 69
   Lakritzcandys 69
   Vanillecandys 69
   Zitronencandys 69
   Cashew-Zucker-Toffees 69
   Schokotoffees 69
   Schokocandys 70
Kandierte Nüsse 70
Cashew-Schokolade 70
Popcorn puffen 70
Manuelas Schokolade 71
Gepuffte Reisnudeln 71
Manuelas Kekse 71
Halva 72
Brot, Brötchen und Knäcke 72
Grundrezept Brot 72
Brot aus dem Kühlschrank 73
Dinkel-Sauerteigbrot 73
Dinkel-Sonnenkern-Brot im Backautomat 74
Haselnußbrot 74
Vollkornbrötchen 75
Picknickbrötchen 75
Haralds Sesamknäcke 76
Knäckebrot 76

Inhaltsverzeichnis

Pikante Brotaufstriche 77
    Kräuteravocado 77
    Herzhafter Grünkernaufstrich 77
    Spiegelei-Ersatz aus Lopino 78
    Kaperntofubelag 78
    Kichererbsenaufstrich 79
    Schnittlauch 79
    Tomatenscheiben 79
    Tomaten 80
    Gebratene Zwiebeln 80
    Hefeflockenaufstrich 80
    Kräutermargarine 81
    Mandel-Knoblauch-Aufstrich 81
    Aubergine-Aufstrich 81
Süße Aufstriche 82
    Aprikosenaufstrich 82
    Trockenobstaufstrich 82
    Schokocreme 82
    Cashew-Agavendicksaft 83
    Fruchtaufstrich 83
Vorspeisen 83
    Gundulas Kürbiscreme 83
    Gundulas Pilz-Seitan-Vorspeise 84
    Gundulas Aramétaschen 84
    Rohkostsalat 85
    Avocadosalat 85
    Reis in Weinblättern 86
    Gegrillte Tomaten 86
    Gegrillte Auberginen 87
    Gegrillte Zucchini 87
    Gegrillte Champignons mit Oliven 87
    Gefüllte Champignons 88
Suppen 88
    Lauchrahmsuppe 88
    Schnelle Karottensuppe 89
    Kürbissuppe 89
    Gemüsesuppe 90
    Quinoa-Mangold-Suppe 90
Salatsoßen 91
    Avocadosoße 91
    Avocado-Obst-Soße 92

Inhaltsverzeichnis

Avocado-Kräuter-Soße 92
Nußsoße 92
Öl-Essig-Soße 93
Obstsoße 93
VITAM-R-Salatsoße 93
Nüsse und Kerne für Salat 93
Mandelkerne für Salat 94
Hauptgerichte 94
Butterersatz 94
Sahneersatz 95
Ei-Ersatz 95
Kartoffeln richtig kochen 95
Pellkartoffeln 96
Haralds Kräuterkartoffeln 96
Kartoffelbrei 97
Kartoffelknödel mit Backpflaumen 97
Frühlingskartoffelsalat 98
Reis 98
Quinoa 99
Hirse 99
Bratlinge diverser Firmen 99
Reisbratlinge 100
Kartoffelpuffer mit Zucchini 100
Manuelas Kartoffel-Karotten-Pfanne 101
Reisnudeln 101
Reisnudeln mit Gemüse 102
Reisnudeln mit Cashewmus 102
Algenreisnudeln 102
Nudeln mit Knoblauch und Reisdrink 103
Gemüse im Dünster 103
Gebratene Mandeln 103
Gemüse in Öl dünsten 103
Gemüsesoße 104
Lauch mit Cashewkernen 104
Karotten in Saft 104
Ingwerkarotten 105
Zucchini 105
Zucchini mit Tomatenmark 106
Mandelzucchini 106
Brokkoli 107
Tomatensoße 107

Mangold 108
Weißkohl 108
Grünkohl oder Wirsing 109
Pastinaken 109
Topinambur 109
Gelbe Rübe (Steckrübe) 110
Blumenkohl frittiert 110
Nachspeisen 111
   Pudding 111
   Pudding mit Banane 111
   Gundulas Zitronenpudding 112
   Reisbrei 112
   Reissuppe 112
   Obstsalat 113
   Manuelas Fruchtdessert 113
   Gundulas Apfelkompott 113
   Gundulas Obstkompott 114
   Apfel gebraten 114
   Haralds Apfelauflauf 114
   Sojadessert mit Obst 115
   Beerencreme 115
   Bananencreme 115
   Manuelas gebratene Bananen 116
   Bananen gebraten 116
   Gundulas Mokkacreme 116
   Fruchtige Kaltschale 117
   Fruchtcreme 117
Eiscreme 117
   Johannisbeereis 118
   Sojafreies Johannisbeereis 118
   Mango-Kindereis 118
   Fruchtshake 118
Kaffeezeit 119
   Vanillekekse 119
   Nonnenfürzchen 119
   Zimtwaffeln 120
   Manuelas Apfelkrüstchen 120
   Haralds Aprikosenfinger 121
   Apfelkuchen 121
   Früchtekuchen 122
   Früchte-Hutzelbrot 123

Inhaltsverzeichnis

Schokoladenkuchen 124
Napfkuchen 124
Manuelas Mürbeteig 125
Mürbeteig (Sybille-Diät) 125
Manuelas Obstboden 126
Sahneersatz 126

Minilexikon für die Küche 127
E-Nummern 130

Adressen 131

Danksagung 134

Register 135

Vorwort

Manchmal habe ich das Gefühl, zwei Leben zu haben – eins vor und eins nach der Ernährungsumstellung. In meinem ersten Leben ging es mir ständig schlechter. Das Leben wurde zur echten Qual – besser gesagt zur Hölle.
Die Diagnose Sprue* brachte sofort Verbesserung, aber bis ich alle unverträglichen Lebensmittel herausgefunden hatte, dauerte es etwa zwei Jahre. Ich gehöre nicht zu den Spruebetroffenen, die „nur" das im heimischen Getreide enthaltene Gluten nicht vertragen – bei mir sind es zusätzlich alle Milchprodukte, Hühnereier, Zucker, Kaffee, schwarzer Tee, Hülsenfrüchte, Carob usw. Bedingt durch eine Nierenerkrankung muß ich mich eiweißarm (ohne tierisches Eiweiß und nur wenig pflanzliches Eiweiß) ernähren. Fehler, und seien sie noch so gering, darf ich nicht machen, denn bis es mir danach besser geht, dauert es Tage. Tage, die wieder die Hölle sein können.
„Was essen Sie denn überhaupt noch?" werde ich oft entsetzt gefragt. Glücklicherweise habe ich mich schon immer sehr für Ernährung interessiert. In den zwei Jahren wurde ich zur echten „Detektivin" für Lebensmittel. Nach dem ersten Schock fing es an, mir Spaß zu machen, in Bioläden und Reformhäusern zu stöbern. Ich las Inhaltsangaben, jede Broschüre, viele Bücher und Gesundheitszeitungen zum Thema Ernährung. Selbst jetzt, viele Jahre später, habe ich immer noch allergrößte Freude beim Stöbern in entsprechenden Läden. Auf dem Markt der Diätwaren gibt es ständig Neuigkeiten.
Meine Antwort auf die Frage nach meinem Essen ist meistens eine Gegenfrage: „Wie viele verschiedene Lebensmittel essen Sie im normalen Alltag?" Beantworten konnte es mir bisher noch niemand. Aber ich bin sicher, daß es bei mir dieselbe Anzahl ist. Es sind nur andere Lebensmittel. Die Zubereitung habe ich mir in den vielen Jahren angeeignet und probiere ständig neue Rezepte aus.

* Sprue ist eine Dünndarmerkrankung; die Therapie ist eine lebenslange streng glutenfreie Diät.

Werde ich zu sehr bemitleidet, weise ich darauf hin, daß es Menschen auf der Welt gibt, die froh wären – und vor allem überleben würden –, wenn sie täglich eine kleine Menge von dem hätten, was ich noch essen darf. Seit ich Diät lebe, geht es mir gesundheitlich gut. Ich kann wieder voll arbeiten und vor allem in der Welt umherreisen und fotografieren. Auf Reisen ist es mir egal, was ich zu essen bekomme – Hauptsache ich *darf* es essen. So habe ich beispielsweise in Tibet Pellkartoffeln und in Ecuador Reis mit Kochbananen zum Frühstück gegessen. Für die Bestellung im Restaurant habe ich einen Zettel in der jeweiligen Landessprache mit den Informationen zu meiner Diät zusammengestellt (s. Seite 43).

Im Alltag zu Hause ist es ganz normal geworden, daß ich eine Diät einhalten muß. Freunde und Familie haben ebenfalls gelernt, damit umzugehen, und sprechen nicht mehr darüber. Sie fragen höchstens, was sie mir zu essen besorgen sollen, sofern sie es nicht selbst wissen.

Ich habe gelernt, morgens zu planen, was ich tagsüber unterwegs essen möchte – ich nehme es mir entsprechend mit. Früher war das normal für jedermann, erst in den letzten Jahren ist es zur Mode geworden, tagsüber einen Imbiß zu kaufen.

Ich glaube von mir behaupten zu dürfen, daß ich ein fröhlicher Mensch bin, der positiv durchs Leben geht. Beklagt habe ich mich noch nie – auch nicht, wenn ich Hunger hatte und kein Essen für mich zu finden war. Ich bin noch nie verhungert – manchmal hat es eben nur ein bißchen länger gedauert, bis ich etwas bekam. Ich bin diesbezüglich geduldig und vor allem dankbar, daß ich gesund bin. Unterwegs esse ich nach dem Motto: *Es sättigt mich, gut essen kann ich zu Hause.*

Ich freue mich immer ganz besonders, wenn sich Mitmenschen darüber Gedanken machen, wie Sie mir eine kleine Freude bereiten können. Gelegentlich passiert dies, wenn jemand Geburtstag hat und, wie man so schön sagt, einen ausgibt. Natürlich kann ich den üblichen Kuchen oder die belegten Brote nicht essen – aber ein extra für mich besorgter Apfel oder dergleichen stellt mich völlig zufrieden. Nicht der Apfel ist die Freude, nein die gezeigte Freundschaft und das Mitdenken ist das, was mir in solchen Fällen zu Herzen geht.

Mein Mann pflegt immer zu sagen „Seit meine Frau Diät lebt, ernähre ich mich auch wesentlich gesünder" – es stimmt, er lebt eine „halbe Diät", d. h., Käse und Wurst (aus dem Bioladen) ißt er, alles andere unterscheidet sich nicht von meiner Ernährung.

Gerne helfe ich anderen Menschen mit ähnlichen Problemen – die eben für mich keine mehr sind. Ich weiß, daß meine Erfahrung mit einem „Diätleben" und mein Wissen über Nahrungsmittel schon vielen Menschen geholfen hat.

Ein Teilnehmer meiner Kurse erfand den schönen Ausdruck: *Laktosianer,* ein netter Name für Menschen, die keine Laktose vertragen. Könnte man nicht auch entsprechend *Eierianer* sagen?
Ich lege eigentlich großen Wert auf weibliche und männliche Personenbezeichnungen, beschränke mich aber wegen der besseren Lesbarkeit in diesem Buch auf die männliche Bezeichnung, z. B. Arzt, Heilpraktiker usw., meine aber natürlich beide Geschlechter.

Nora Kircher

Wissenswertes über Allergien

Menschen mit Milch-und Eiallergie leiden häufig unter weiteren Allergien. Ich habe deshalb in diesem Buch weitere Tips zu Allergien (z. B. Hausstaub- und Pollenallergie) geschrieben und allergenarme Nahrungsmittel in den Rezepten angegeben bzw. Alternativen genannt.
Ich möchte hier nur eine kurze Einführung in die medizinische Erklärung einer Allergie geben, denn zu diesem Thema gibt es eine Menge Bücher und Zeitschriftenartikel. Ich bin der Meinung, daß es viel wichtiger ist, zu wissen, wie man mit Allergien ein zufriedenes Leben führen kann.
Vorweg ein paar Fachausdrücke einfach erklärt:

- *Allergie* (griechisch: allos: anders; ergon: Verrichtung): Überempfindlichkeitsreaktion des Körpers auf einen körperfremden, eigentlich unschädlichen Stoff (Antigen).
- *Allergiker:* Menschen, die bei dem Kontakt oder nach dem Essen bestimmter Stoffe (Antigene) mit einer krankhaften Reaktion reagieren.
- *Anaphylaxie:* Kreislaufversagen, auch *anaphylaktischer Schock* oder *Kreislaufschock* genannt, ein Notfall, der sofort vom Notarzt versorgt werden muß und tödlich sein kann.
- *Antigen:* Stoff, z. B. Nahrungsmittel, Hausstaub, Pollen usw., der nicht vertragen wird.
- Antikörper: Ein zum Abwehrsystem gehörender, vom Körper produzierter Stoff.
- *Atopiker* (griechisch: seltsame Menschen): Menschen, die auf viele Stoffe reagieren und beispielsweise unter folgenden allergischen Erkrankungen leiden:
    Neurodermitis
    Nesselsucht (Urticaria)
    allergisches Asthma bronchiale
    Bindehautentzündung (allergische Konjunktivitis)
    Heuschnupfen (Rhinitis allergica)
    Im Laufe des Lebens eines Atopikers können sich die allergischen

Reaktionen verändern. Ein Neurodermitiker kann zum Asthmatiker werden, wobei sich eventuell dann die Haut verbessert hat. Die Allergie hat nur den Wirkungsort geändert.
- *Histamin:* Histamin gehört zu den Mediatoren und ist ein Gewebshormon. Es erweitert die kleinen Blutgefäße – im Extremfall so sehr, daß es zum Blutdruckabfall und folglich zum Schock kommt, dem anaphylaktischen Schock. Histamin kann Juckreiz auslösen, fördert eventuell die Schleimproduktion – es kommt zu Schnupfen. Histamin läßt die glatten Muskeln – sie sind nicht willkürlich beeinflußbar – krampfen, es kann zu Atemnot kommen, denn das Zwerchfell ist ein solcher Muskel. Histamin ist auch in vielen Lebensmitteln enthalten. Eine hohe Konzentration gibt es in milchsauer gegorenen Lebensmitteln, in alkoholischen Gärungen und in folgenden Lebensmitteln:
    * *Käsesorten:* Emmentaler, Harzer, Gouda, Tilsiter, Chester, Camembert, Stilton, Montenegro
    * *Pökelfleisch:* Schinken, Salami, Kasseler, Rippchen
    * *Getränke:* Wein, vor allem Rotwein, Bier, Sekt
    * *Gemüse:* Tomaten, Spinat, Sellerie, Sauerkraut, getrocknete Erbsen, Bohnen, Linsen
    * *Obst:* Erdbeeren, Ananas, Zitrusfrüchte
    * *Hefeextrakte*
    * *Nüsse*
    * *Fisch:* Thunfisch, Sardinen, Sardellen, Schalentiere
- *Immunkomplex:* Antikörper gehen an Antigene (Antikörper-Antigen-Reaktion). Sie passen zusammen wie ein Schlüssel zum Schloß und lösen die Histaminfreisetzung aus.
- *Pseudoallergie:* „allergische Reaktion", die aber keine ist. Das Krankheitsbild kann einer Allergie ähnlich sein, es kommt aber nicht zum Immunkomplex.

Eine Allergie wird entweder schon vor der Geburt von der Mutter auf das Kind übertragen (diaplacentar, also über die Plazenta), beim Stillen (wenn das Allergen in der Muttermilch ist), oder sie entwickelt sich nach dem Kontakt mit dem Stoff, auf den später allergisch reagiert wird. Mit anderen Worten: Sie werden operiert, der Arzt oder Zahnarzt hat Latexhandschuhe an und Ihr Blut hat Kontakt mit Latex. Ihr Körper empfindet Latex als Feind und produziert Antikörper. Beim nächsten Blutkontakt mit Latex, das jetzt ein Antigen geworden ist, kommt es zu einer allergischen Reaktion. Zusätzlich kann es passieren, daß Ihr Körper Stoffe, die eine ähnliche biologische oder chemische Struktur haben, z. B. Kiwi, für Latex hält und mit einer allergischen Reaktion reagiert. Dieses Phänomen nennt man *Kreuzreaktion*.

Bei Lebensmitteln läuft der Prozeß über den Darm ab – es treten Stoffe ins Blut über, der Organismus produziert Antikörper, und beim nächsten Genuß des selben Lebensmittels oder eines Lebensmittels mit ähnlicher Struktur kommt es zu allergischen Reaktionen. Das Lebensmittel ist zum Antigen geworden. Ist der Darm durch Candida albicans (Darmpilze), Dysbiose (falsche Darmflora, auch Keimbesiedlung genannt) oder eine Darmerkrankung belastet, wird der Vorgang begünstigt.

Wie wirken sich Allergien aus?

Viele Menschen glauben, daß eine Allergie sich nur auf der *Haut* auswirkt. Leider können Allergien aber so vielfältige Symptome zeigen, daß man oft den Zusammenhang nicht erkennt.
Besonders unangenehm ist, wenn jemand mit *Kopfschmerzen* auf ein Allergen reagiert. Da die Kopfschmerzen nicht unbedingt unmittelbar nach dem Essen auftreten, ist die Diagnose oft schwierig.
Eine Freundin klagte über häufige Migräne, die sie völlig handlungsunfähig machte. Ich fragte sie nach ihren Eßgewohnheiten und konnte nichts besonderes heraushören. Meine gezielte Frage nach gelegentlichem Rotweingenuß brachte uns auf die Idee. Seither trinkt sie keinen mehr und ist beschwerdefrei. Wahrscheinlich war es der hohe Histaminanteil im Rotwein.
Ein Patient in meiner Ernährungsberatung litt 20 Jahre unter Migräne – es war nur der Weizen. Jetzt, ohne Weizen, geht es ihm gut.
Ein Familienmitglied litt viele Jahre an schweren Clusterkopfschmerzen, einer besonders schmerzhaften *Migräneform*. Wir kamen schließlich dahinter, daß die Schmerzen in der Anfallsphase durch Histamine ausgelöst wurden. Später erfuhren wir von einer anderen Person, daß Käse der Schmerzauslöser war.
Ebenfalls sehr tückisch ist eine Allergie, die *Depressionen* auslöst. Hier ist die Diagnose sehr schwierig, aber glücklicherweise nicht häufig.
Am gefährlichsten ist die Schockreaktion auf ein Allergen. In diesem Fall reagiert der Kreislauf, und es kommt zum lebensbedrohlichen *anaphylaktischen Schock*. Der Notarzt muß sofort gerufen werden.
Sicher haben Sie schon einmal von Menschen gehört, die so auf Bienen- oder Wespenstiche reagieren. Diese Menschen führen stets ein *Notfall-Set* mit Spritzen und Tabletten bei sich. Selbstverständlich kann eine solche Reaktion auf jedes Allergen bestehen. Glücklicherweise ist dies aber sehr selten.

Wie wirken sich Allergien aus?

Eine recht häufige Allergieform sind *Asthmaanfälle* oder der sogenannte *allergische Schnupfen*. Meistens bestehen dabei Allergien auf Blütenpollen. Diese können kreuzreagieren auf Lebensmittel. Aber auch Milch und Eier lösen häufig Asthmaanfälle aus.

Sie sehen, Allergien sind oft sehr vielfältig. Es muß auch nicht sein, daß Sie auf jedes Allergen mit den gleichen Symptomen reagieren.

Wenn Sie beispielsweise auf Pollen mit triefender Nase und Augenbrennen reagieren, so kann es durchaus sein, daß Sie bei einem ganz bestimmten Lebensmittel Herzrasen oder andere Symptome bekommen. Das nächste Lebensmittel löst Magengrummeln aus, ein weiteres sorgt für Kopfschmerzen.

Allergien können beispielsweise folgende Auswirkungen haben:
- Aggressionen ohne ersichtlichen Grund;
- Akne, muß nicht unbedingt eine Allergie sein, wird aber manchmal nach dem Genuß von Süßigkeiten und Milchprodukten verstärkt;
- allergischer Schnupfen;
- allergisches Asthma bis hin zum Asthmaanfall;
- Arthritis;
- Augenbrennen, Bindehautentzündung, Fremdkörpergefühl in den Augen;
- Blähungen mit „Bauchkollern";
- Depressionen ohne ersichtlichen Grund;
- Durchfall mit und ohne Leibschmerzen;
- Fieber über einen längeren Zeitraum, das sogenannte Heufieber;
- Halsengegefühl bis hin zum Ersticken durch Zuschwellen des Halses;
- Hautausschläge, z. B. Neurodermitis, Nesselsucht, bedingt auch Schuppenflechte;
- Herzrasen, Herzklopfen;
- Hungergefühl, auch nach dem Essen;
- Juckreiz mit roten Flecken an Körperteilen oder am ganzen Körper;
- Kopfschmerzen bis hin zu Migräne;
- Kreislaufversagen (anaphylaktischer Schock);
- Magen-Darm-Entzündung mit Leibschmerzen und Durchfall;
- Nesselfieber mit Hautausschlag;
- Übergewicht, Untergewicht;
- Übelkeit nach dem Essen oder „unwohl fühlen";
- Völlegefühl nach dem Essen, auch bei kleineren Mengen.

Diese Tabelle kann weitergeführt werden – ich habe schon von den verrücktesten Symptomen erfahren.

Die häufigsten Allergene

Wenn jemand unter Allergien leidet, sind es oft nicht nur die hier im Buch hauptsächlich beschriebenen Lebensmittel Milch und Hühnerei. Die meisten anderen Allergien verändern aber das Leben nicht so sehr wie eine Milch- und/oder Eiallergie. Andere Lebensmittel wie z. B.Fisch und Erdbeeren lassen sich ohne große Probleme vermeiden, denn beide sind selten in Lebensmitteln versteckt.
Bei Getreideallergien empfehle ich mein Buch *Leben ohne Gluten.**
Schwieriger sind die Allergien gegen Hausstaub, Pollen und Gräser. Diese sind überall und nur schwer zu vermeiden. Hierzu später einige kurze Tips.

Lebensmittel, die häufig Allergien auslösen

- *Eier:* Eiweiß und Eigelb sind oft versteckt in Lebensmitteln enthalten. Auf jeden Fall wird beides zum Backen von süßem Gebäck verwendet.
- *Erdbeeren:* Oftmals sind es nicht die Erdbeeren selbst, sondern die Spritzmittel. Selbst wenn es die Erdbeeren sind, sie wegzulassen ist einfach, da sie nicht versteckt in Lebensmitteln enthalten sind und in einer Zeit reif werden, in der es andere Früchte gibt, auf die man ausweichen kann.
- *Erdnüsse:* Wäre es nur, daß man abends keine knabbert, wäre diese Allergie kein Problem. Leider sind Erdnüsse aber häufig versteckt in Lebensmitteln. So findet man sie beispielsweise in Knabbergebäck und Margarine.
- *Fisch:* Eine Fischallergie besteht vor allem häufig dann, wenn eine Eiallergie besteht. Menschen, die sich eiweißarm ernähren müssen, dürfen auf keinen Fall den eiweißreichen Fisch essen.
- *Geschmacksverstärker (Glutamat):* Bekannt ist diese Allergie auch unter dem Namen „Chinarestaurant-Syndrom"; wie der Name schon sagt, kommen die Beschwerden nach dem Essen im Chinarestaurant. Schuld ist das dort häufig verwendete Glutamat. Leider sind Geschmacksverstärker unterschiedlicher Art in fast allen Fertiglebensmitteln enthalten und selten genau definiert. Meistens steht auf der Verpackung nur Geschmacksverstärker.

* *Leben ohne Gluten – Ratgeber für Zöliakie, Sprue und Getreideallergie – Mit über 100 Rezepten*, von Nora Kircher, Jopp-Verlag, ISBN 3-89698-103-X

Die häufigsten Allergene

- *Kaffee:* Diese Allergie ist nicht ganz so häufig, allerdings kommt es oft vor, daß aus anderen Gründen das Koffein nicht vertragen wird. Vorsicht dann auch mit Colagetränken.
- *Kalbfleisch:* Bei einer Milchallergie kann es auch durch den Genuß von Kalbfleisch zu allergischen Reaktionen kommen, denn Kälber wurden mit Milch ernährt.
- *Konservierungsstoffe:* Wie auch beim Geschmacksverstärker müssen diese Zusätze nicht genau deklariert werden, d. h., es können unterschiedliche Stoffe sein.
- *Milch:* Sie gehört neben Ei und Weizen zu den Hauptallergenen und ist, zumindest versteckt, in sehr vielen Fertigprodukten enthalten. Lesen Sie dazu mein Buch *Milchallergie und Laktoseintoleranz**
- *Soja:* Wird kein Soja vertragen, so kann dies schon schwierig werden, da es in vielen Nahrungsmitteln enthalten ist. Besonders unangenehm ist es, wenn man zusätzlich keine Milch verträgt, denn viele Milchersatzlebensmittel (z. B. Brotaufstriche und Getränke) enthalten Soja.
- *Schokolade:* Theobromin ist hier häufig der Inhaltsstoff, der nicht vertragen wird. Theobromin ist ebenfalls, aber in geringerer Menge, enthalten in Kaffee, Cola und Schwarztee.
- *Tomaten:* Sie haben einen hohen Histamingehalt und werden deshalb häufig nicht vertragen.
- *Weizen:* Er gehört zu unseren Hauptnahrungsmitteln, und an keinem Lebensmittel sonst wurde in den letzten Jahrzehnten so viel getestet und gezüchtet. Da er aber in sehr vielen Lebensmitteln enthalten ist – so auch in fast allen Brotsorten –, kann es bei Atopikern sehr leicht zu Überreaktionen, also allergischen Reaktionen kommen. Selbst ein „Roggenbrot" enthält, der besseren Backeigenschaften wegen, manchmal bis zu 10 % Weizen.
- *Zitrusfrüchte:* gemeint sind alle Zitrusfrüchte, wobei Kiwis häufig vertragen werden.
- *Zucker:* Das Phänomen der Zuckerallergie bzw. -unverträglichkeit ist nur wenigen bekannt, kommt aber bei meiner Beratungstätigkeit erschreckend häufig vor. Nicht nur der kinesiologische Test und der IgG-Antikörpertest (histologische Austestung) verraten es mir. Die Patienten bestätigen es immer wieder.

Selbstverständlich kann eine Reaktion auf jedes Lebensmittel bestehen. Die hier genannten sind allerdings jene, die in den Statistiken ganz oben stehen.

---

* *Milchallergie und Laktoseintoleranz – Praktischer Ratgeber mit Einkaufshilfen und über 100 Rezepten,* von Nora Kircher, Jopp-Verlag, ISBN 3-926955-93-7.

Pseudoallergie

Reaktionen, die einer Allergie ähneln, aber keine sind, werden als Pseudoallergie (Pseudo: lat.: falsch) bezeichnet. Sie ist vor allem deshalb so unangenehm, weil sie diagnostisch nicht beweisbar ist. Leider gibt es immer wieder Therapeuten, die kein Verständnis für betroffene Patienten aufbringen, immer wieder werden die Beschwerden auf die Psyche geschoben.

Laktoseintoleranz

Die Laktoseintoleranz wird häufig mit einer Allergie verwechselt, ist aber keine, denn es kommt nicht zur allergischen Reaktion, sondern das Enzym zur Milchverdauung fehlt.
Eigentlich benötigt auch der erwachsene Mensch keine Milch. Wir werden mit einem Enzym zur Verdauung der Muttermilch geboren. Nach dem Abstillen ist dieses Enzym nicht mehr notwendig und wird nicht mehr vom Körper produziert.
Mit dem Trinken und Essen von Kuhmilch, beginnt der Körper mit der Produktion eines Enzyms (Laktase) zur Verdauung des in Kuhmilch enthaltenen Milchzuckers (Laktose). Die Körper der meisten Menschen sind allerdings nicht in der Lage, eine ausreichende Menge dieses Enzyms zu produzieren; sie bekommen bei dem Verzehr von Milch Durchfall. Oft ist eine geringe Menge des Enzyms vorhanden, so daß entsprechend eine geringe Menge Milchzucker vertragen wird.
Erinnern Sie sich daran, daß vor vielen Jahren Milchpulver für hungernde Kinder in ein afrikanisches Land geschickt wurde? Was passierte, war in allen Medien zu lesen bzw. zu hören: Die Kinder bekamen heftigen Durchfall, sie wurden krank von der Milch. Damals waren die Zusammenhänge scheinbar noch nicht so bekannt wie heute. Die Kinder hatten keine Enzyme, um die Milch zu verdauen.
Das Enzym Laktase gibt es als Pulver im Reformhaus von der Firma Natura und in der Apotheke von der Firma Dr. Wolz. Natürlich hilft dieses Pulver nicht bei Allergien oder der seltenen Stoffwechselerkrankung Galaktosämie.

Nierenerkrankungen und eiweißarme Kost

Besteht eine Nierenerkrankung, so sollte zur Entlastung der Nieren eine eiweißarme Diät eingehalten werden. Dies bezieht sich nicht nur auf tierisches, sondern auch auf pflanzliches Eiweiß.

Nierenkranke sollten folgende Lebensmittel meiden:
- Sojaprodukte, bei denen Soja ein Hauptbestandteil ist, wie z.,B. Fleischersatz aus Soja, Tofu, Sojatrunk, Sojadream, Sojadessert
- Lupinenprodukte: Bratlinge, Lopino

Brotaufstriche mit Lopino und Tofu sind wegen des geringen Anteils erlaubt, sie werden außerdem nur in geringer Menge gegessen.

Nur in geringen Mengen sollten nachfolgende Lebensmittel gegessen werden:
- tierische Produkte, wie z. B. Milchprodukte, Fisch, Ei und Fleisch

Mittlere Eiweißmengen haben:
- Hülsenfrüchte wie Erbsen, Bohnen, Linsen
- Getreide, Samen
- Kakaopulver
- Bierhefe
- Erdnußmus

Geringe Mengen haben:
- Gemüse
- Obst
- Alkoholika

Genaue Mengenangaben finden Sie in dem Buch *Die große GU-Nährwert-Kalorien Tabelle* (Gräfe und Unzer Verlag).

Lebensmittelallergien feststellen

Wirklich sichere Methoden gibt es eigentlich nicht. Unsicherheitsfaktoren sind bei fast jedem Test vorhanden. Das wichtigste ist, daß Sie lernen, auf Ihren Körper zu „hören", denn er sagt es Ihnen. Dies zu lernen ist nicht einfach. Oft möchte man es ja auch eigentlich nicht wahrhaben.

Wissenswertes über Allergien

Ich habe schon viele Patienten bei meiner Ernährungsberatung erlebt, die tatsächlich vorher schon ahnten, was sie nicht vertragen. Erst als das Testergebnis da war, glaubten sie ihrer eigenen Ahnung, verzichteten und verspürten Besserung.

Methoden, die Sie selbst anwenden können

Der Lippentest

Reibt man ein vermeintliches Allergen auf die Innenseite der Unterlippe, kommt es bei einer Allergie zu einer Reaktion an dieser Stelle. Dies ist in den meisten Fällen Jucken oder leichtes Brennen.
Kommt es zu keiner Reaktion, besteht zumindest keine Sofortreaktion. Leider schließt dies aber eine Allergie keineswegs aus!

Der Reibetest

Nach demselben Prinzip wie oben beschrieben kommt es zu einer Reaktion, wenn man sich das vermeintliche Allergen in die Ellenbeuge reibt. Eine Rötung weist dann auf eine Allergie hin. Dieser Test ist bei besonders empfindlicher Haut geeignet.
Kommt es zu keiner Reaktion, besteht zumindest keine Sofortreaktion. Leider schließt dies aber eine Allergie keineswegs aus!

Reistage

Voraussetzung ist, daß Reis vertragen wird, was aber meistens der Fall ist.
Reistage dienen zur Entgiftung des Körpers und zum Herausfinden von Allergenen. Sie müssen mindestens 4 Tage eingehalten werden, denn erst dann sind die meisten Allergene aus dem Körper entfernt. Während dieser Tagen sollte nur Reis, Wasser und eine kleine Menge Salz gegessen werden. Ab dem 5. Tag kann mit einer Suchdiät begonnen werden.
Der Reisdrink der Firma Viana (Bioladen) besteht aus Reis, Wasser und Sonnenblumenöl. Die Ölmenge ist allerdings so gering, daß sie toleriert werden kann, es sei denn, daß eine heftige Allergie gegen Sonnenblumenkerne besteht.
Trinken Sie in diesen Tagen mindestens 2–3 Liter Wasser täglich.

Reis gibt es als:
- Vollkornreis
- Basmatireis, Vollkorn und weiß
- Camarguereis (roter Reis) (Bioladen)
- Reisnudeln (Asienläden, Bioladen)
- Reisflocken (Bioladen, Reformhaus)
- Reismehl (Reformhaus) für später erlaubtes Brot geeignet
- Reiswaffeln (Bioladen, Reformhaus)
- Reisdrink (Viana bevorzugen, Bioladen)

Reisrezepte für die Reistage

Reis

> 2 Teile Wasser
> 1 Teil Reis (1 Tasse Reis pro Person)
> 1 Prise Salz

Aufkochen und bei geringer Hitze mit aufgelegtem Deckel garen. Das Kochwasser zieht in den Reis ein.
Die Garzeit richtet sich nach der Reissorte. Bei Vollkornreis müssen Sie mit etwa 40 Minuten rechnen. Weißer Basmatireis aus dem Asienladen benötigt nur etwa 10 Minuten. Er ist nicht sehr vitamin- und mineralienreich, schmeckt aber gut.
Roter Reis aus der Camargue/Frankreich, schmeckt gut, ist gesund und sieht lecker aus.

Reiswaffeln

Sie sind eine gute Zwischenmahlzeit und können jederzeit gegessen werden. Vorsicht beim Kauf, denn es gibt sie mit anderen Getreidesorten als Zusatz.

Reisnudeln

> Wasser
> Reisnudeln
> Salz

Die Nudeln in viel Wasser 5–7 Minuten kochen, abgießen, evtl. abschrekken und servieren. Die Nudeln können auch vorher im Kochwasser eingeweicht werden; die Kochzeit verkürzt sich dadurch auf 2–3 Minuten.

Reisflocken

Vor allem zum Frühstück geeignet, denn sie machen satt.

> *Wasser oder Reisdrink*
> *Reisflocken*
> *Salz*

Die Flocken im Wasser oder dem Reisdrink wenige Minuten aufkochen. Die Menge richtet sich nach dem Geschmack. Eine leckere „Reissuppe" bekommt man, indem man nur eine geringe Reisflockenmenge in viel Reisdrink kocht.

Reisbrot

> *450 ml Wasser*
> *500 g Reismehl, grob gemahlen*
> *5 g Biobin, Nestagel (Reformhaus), Guarkern- oder Johannisbrotkernmehl (Bioladen)*
> *5–10 g Salz*
> *20 g Trockenhefe (Bioladen, Reformhaus)*

Alle Zutaten in eine Schüssel geben, gut verrühren und an einem warmen Ort etwa 1–2 Stunden aufgehen lassen. Der Teig ähnelt in der Konsistenz einem Rührteig.
Den aufgegangenen Teig erneut rühren, in eine Kastenform füllen und in den kalten Ofen stellen. Diesen nach etwa 15 Minuten einschalten und das Brot bei 180–200 °C etwa 60–80 Minuten backen. Mit einer Stricknadel in das scheinbar fertige Brot stechen. Bleibt Teig an der Nadel, ist das Brot noch nicht fertig.
Verwendet man nur die halbe Hefemenge, so kann man den Teig 12–15 Stunden im Kühlschrank aufgehen lassen. Das Brot schmeckt dann noch besser, und die Handhabung ist einfacher, denn man muß nicht auf Temperaturen achten und kann morgens vor der Arbeit den Teig herstellen und abends das Brot backen.

Suchdiät

Am Ende der Reistage können Sie beginnen, andere Lebensmittel auszutesten.
Bei jeder Mahlzeit oder auch nur einmal täglich werden Nahrungsmittel getestet. Das bedeutet, daß am 5. Reistag 1 Apfel zum Frühstück gegessen wird. Passiert nichts, kann mittags 1 Karotte dazukommen. Passiert wieder nichts, kann es am Abend Karotten, Apfel, Kartoffeln und Reis geben.
So kann bei jeder Mahlzeit etwas dazukommen. Kommt es zu einer Reaktion, ist das entsprechende Lebensmittel natürlich unverträglich und darf nicht mehr gegessen werden. Menschen, die sehr viele Allergien haben, sollten aber mit einer Rotationsdiät (s. Seite 31) leben, damit keine weiteren Allergien dazukommen.

Probieren nach Karenz

Eine sichere Methode ist es, einige Tage nachdem man das vermeintliche Allergen nicht gegessen hat, eine *kleine* Menge davon zu verzehren, möglichst nicht vermischt mit Zutaten (z. B. Milch mit Kakao). Bitte aber nur eine geringe Menge testen, denn besteht eine Allergie, kommt es eventuell zu einer heftigen Reaktion. Kommt es zu keiner Reaktion (wobei es noch zu einer Spätreaktion kommen kann), besteht keine Allergie.

Die Diagnosen der Ärzte und Heilpraktiker

Hauttest/Pricktest

Vermeintliche Allergene werden in die Haut des Unterarms oder des Rücken geritzt (geprickt) und nach einiger Zeit begutachtet.
Entstehen Rötungen oder Quaddel an diesen Prickstellen, so besteht eine Allergie.
Diese Methode ist allerdings ungenau, wenn es um die Feststellung von Lebensmittelallergien geht.

Blutuntersuchung

Das Blut wird auf das Vorhandensein von Antikörpern untersucht. Immunglobulin E zeigen die Sofortreaktionen und Immunglobulin G die Spätreaktionen. Für diese Untersuchungen wird Blut entnommen und auf einzelne Lebensmittelallergien untersucht.

Klinische Untersuchung

In besonders schweren, glücklicherweise seltenen Fällen, zum Beispiel wenn die Gefahr des allergischen Schocks besteht, werden Allergien per Suchdiät in der Klinik herausgefunden.

Kinesiologie

Kennen Sie das: Man wird mit einer Streßsituation, beispielsweise einer schlechten Nachricht, konfrontiert und bekommt weiche Knie?
So ähnlich funktioniert die kinesiologische Allergieaustestung. Patienten nehmen ein Lebensmittel in die linke Hand und lassen den rechten Arm von einem mit der Methode vertrauten Therapeuten herunterdrücken. Bleibt der Arm stark, löst das Lebensmittel in der linken Hand keinen Streß für den Patienten aus, es besteht keine Allergie.
Geht der Arm herunter, vor allem, wenn der Therapeut gleichzeitig mit einem Finger auf den Allergiepunkt beim Patienten drückt, so besteht eine Allergie.
Diese Methode halte ich für eine sehr sichere Methode bei Menschen, die älter als 5 Jahre sind. Bei Kleinkindern geht es mit Hilfe einer erwachsenen Mittlerperson.

Bioresonanz

Mit dieser Methode habe ich keine Erfahrung, weiß aber von vielen, daß sie so Allergien herausgefunden haben. Gearbeitet wird hier mit Körperschwingung und kleinen Ampullen, in denen sich die Allergene befinden.

Was sollte außerdem untersucht werden?

Darm

Eine Stuhluntersuchung gibt Auskunft über die Bakterienbesiedlung im Darm und sollte unbedingt durchgeführt werden. Bei einer Fehlbesiedlung (Dysbiose) kann es zu verstärkter Allergiebereitschaft kommen.
Bei bestehender Milchallergie kann anschließend nicht jedes Präparat zur Symbioselenkung – so nennt sich die Therapie – eingenommen werden, da die meisten Laktose enthalten. Nehmen Sie diese Liste mit zu Ihrem Therapeuten und fragen Sie, welche Präparate die für Sie geeigneten sind.

Laktosefrei sind folgende Präparate:
- *Dr. Wolz Darmflora plus* (Apotheke)
- *Darmflora Plus* von Natura (Reformhaus)
- *Inulin* von Natura (Reformhaus) ist ein Ballaststoff aus der Chicoréewurzel, schmeckt süß und ist ein Nährstoff für eine gesunde Darmflora, denn er aktiviert die für den Darm wichtigen Bifidusbakterien
- *Symbioflor 2* (Apotheke)
- *Colibiogen Ampullen* (Apotheke, Verabreichung von Arzt oder Heilpraktiker)

Wurden Candida albicans festgestellt, so muß eine Therapie mit
- *Nystatin* (z. B. von Lederle) oder einem entsprechenden anderen Medikament, durchgeführt werden.
- *Fortakehl D5* und *Pefrakehl D5* der Firma Sanum (Apotheke), jeweils in Tropfenform, sind ebenfalls geeignet und können nach Absprache mit einem Heilpraktiker oder naturheilkundlich orientierten Arzt verwendet werden.

Zur Unterstützung sollte eine entsprechende Diät* eingehalten werden.

---

* Siehe hierzu den Ratgeber *Pilzerkrankungen – Ursachen, Symptome, erfolgreiche Naturheilverfahren*, von Paul Mohr, Jopp-Verlag, ISBN 3-926955-85-1.

Therapien bei Allergien

Verzicht auf die Lebensmittel

Die wichtigste Therapie bei Lebensmittelallergien ist das Weglassen der Allergene. Doch dies ist leicht gesagt. Für vieles gibt es kaum oder keinen Ersatz. Außerdem kann es langfristig zu Mangelerscheinungen kommen. Wird ein Lebensmittel, das zunächst vertragen wurde, ständig gegessen, kann es zu allergischen Reaktionen auf eben dieses vorher vertragene Lebensmittel kommen. Abwechslung im Speiseplan oder Rotationsdiät wird notwendig. Im Extremfall ist eine Rotation schon bei der Suchdiät erforderlich.

Der lebenslange Verzicht auf Ei fällt nicht schwer und hat auch keine Mangelerscheinungen zur Folge.

Anders ist es bei Milch. Unsere Nahrung ist zum Teil stark denaturiert. Dies bedeutet, daß Milchprodukte als Kalzium- und B_{12}-Lieferanten wichtig geworden sind. Zudem gibt es in unserem Kulturkreis kaum noch Lebensmittel, insbesondere Fertiglebensmittel, ohne Milchzutaten.

Wer also allergisch auf Milchprodukte reagiert, hat es nicht leicht. Wer eine Laktoseintoleranz hat, kann vielleicht eine geringe Menge vertragen und sollte diese auch ruhig essen. Geeignet sind dann vor allem Sauermilchprodukte, Sahne und laktosearmer Käse, z. B. Emmentaler. So bleibt die Enzymproduktion erhalten, und geringe Mengen, beispielsweise in Medikamenten, werden vertragen.

Diese geringe Menge sollte allerdings genau festgestellt und eingehalten werden. Leider muß jeder Mensch die für sich richtige Menge selbst herausfinden. Hierfür muß der eigene Körper sehr genau beobachtet besser gesagt „gefühlt" werden.

Ähnlich ist es bei einer Allergie. Nach einer kurzen Karenz oder einer erfolgreichen Therapie sollte man es mit einer kleinen Menge Sahne oder Hartkäse wieder probieren. Treten die Symptome erneut auf, war die

Menge zu hoch. War die Menge nur sehr gering, sollte man die milchfreie Diät beibehalten. Wird die kleine Menge vertragen, sollte man sie ruhig gelegentlich essen. So kann man die Produktion des Enzyms sicherstellen und verträgt Medikamente mit Milchzucker. Doch Vorsicht, denn die allergischen Reaktionen könnten wieder auftreten.

Natürlich gilt für eine Allergie mit Kreislaufschock als Folge eine lebenslange, ganz strenge Diät mit einer *SOS-Kapsel* (Apotheke) am Körper und einem *Notfallausweis* (Arzt) in der Brieftasche.

Abwechslung im Speiseplan

Lebensmittel, die häufig gegessen werden, können irgendwann einmal zu einem Allergen werden, d. h., der Körper reagiert plötzlich auf ein zuvor vertragenes Lebensmittel mit allergischen Reaktionen.

Deshalb muß versucht werden, möglichst viel Abwechslung in den Speiseplan zu bringen.

Das bedeutet, jeden Tag müssen andere Speisen verzehrt werden. Waffeln aus täglich wechselndem Getreide, kein Mischgemüse, sondern täglich ein anderes essen und ebenso alle weiteren Lebensmittel erst nach einigen Tagen wiederholt essen.

Reicht diese Abwechslung nicht aus, so muß mit einer strengen Rotationsdiät gelebt werden.

Was ist Rotationsdiät?

Rotationsdiät bedeutet, daß nicht täglich Nahrungsmittel der selben „Familie" gegessen werden. Besteht nämlich eine Allergie auf ein Nahrungsmittel einer bestimmten Gattung – hier Familie genannt –, so kann auch eine Allergie auf ein anderes Nahrungsmittel der gleichen Gattung bestehen (z. B. Kürbis, Zucchini, Melone und Gurke). Zudem wird eine allergische Reaktion dadurch verstärkt, daß das Allergen häufig gegessen wird. Menschen mit vielen Allergien können zusätzliche Allergien auf Stoffe – hier Nahrungsmittel – entwickeln, mit denen sie häufig in Berührung kommen bzw. die sie häufig essen. Was liegt also näher, als viel Abwechslung in den Speiseplan zu bringen.

Weitere ausführliche Informationen finden Sie in dem lesenswerten Taschenbuch von Dr. Anne Calatin: *Die Rotationsdiät, Diagnose und Hilfe bei Nahrungsmittelallergien* (Heyne-Verlag).

Was tun bei anderen häufigen Allergien?

Hausstaub

Produkte für Allergiker tragen das Siegel: „Für Allergiker geeignet". In der Zeitschrift: *Allergie konkret* des Deutschen Allergikerbundes (Adresse im Anhang) gibt es Anzeigen von Firmen, die entsprechende Produkte anbieten. Fragen Sie außerdem in Ihrer Apotheke nach, denn auch dort gibt es einiges.
Beantragen Sie bei Ihrer Krankenkasse einen Zuschuß für Allergiebettwäsche (Encasings), Luftreiniger und dergleichen, bevor Sie diese anschaffen. Hierfür benötigen Sie eine ärztliche Bescheinigung.
Der Kot der Milben – sie leben von unseren abgeschilferten Hautschuppen – ist das Problem. Milben können bis 60 °C vertragen und krallen sich fest, wenn ein Staubsauger kommt. Sie verbleiben daher an ihren Lieblingsstellen und erzeugen weiterhin allergieauslösenden Kot.

Tips zur Hausstauballergie

- *Kleidung* nur im Badezimmer ausziehen.
- *Teppichboden*: Staubsauger mit Mikrofilter, Leifheit-Teppichabroller (wirbeln keinen Staub auf!), Luftreiniger.
- *Teppich*: Bei Neuanschaffungen Baumwollteppiche kaufen, die in die Waschmaschine passen. Vorhandene Teppiche möglichst jährlich einmal zur Reinigung geben. Mit *Acarosan* (Apotheke) lassen sich Milben abtöten.
- Nach jedem Kontakt mit Staub die Hände und eventuell das Gesicht waschen.
- *Dielenritzen*: Mit dem Staubsauger oder einer Nagelfeile regelmäßig die Ritzen leeren.
- *Bettbezüge, Bettdecken und Kissen*: Bei 60 °C waschbares Bettbezüge und Decken verwenden (Waschsalons haben Maschinen mit ausreichend großer Kapazität) oder die Betten mit Spezialbettbezügen (*Encasings*) (Bezugsquellen: Apotheken, Bettengeschäfte, Sanitätshäuser) beziehen.
- *Wolldecken* regelmäßig mit lauwarmem Wasser auswaschen, nur wenig schleudern, an der Luft trocknen und eventuell mit *Acarosan* reinigen.
- *Polstermöbel* stellen das größte Problem dar. Saugen alleine hilft nicht, aber mit *Acarosan* lassen sich Milben töten.

- *Pullover* im Frühjahr in eine Tüte verpacken oder vor dem Anziehen nach längerer Lagerung waschen. Bei 60 °C waschbare Baumwollpullover sind ideal, denn sie können heiß genug gewaschen werden.
- *Matratzen:* Hierfür lohnt sich ein Besuch in entsprechenden Fachgeschäften. Besteht keine Latex-Allergie, ist eine Matratze aus diesem Material zu bevorzugen. Auf vorhandene Matratzen kann ein Allergiebettlaken (Encasing) gespannt werden.

Bettfedern

- Alle Bettfedern aus der Wohnung entfernen und gegen Kunststoff austauschen. Auch die Sofakissen austauschen. Bettenfachgeschäfte haben eine große Auswahl an für Allergiker geeigneten Kissen und Decken.

Pollen und Gräser

- Sofern Honig vertragen wird, beim nächstgelegenen Imker Honig kaufen und in steigender Dosis täglich etwas davon essen. Bienen sammeln die Allergene Ihrer Wohngegend ein – sie sind also in kleinster Menge im Honig enthalten. Eine sanfte Desensibilisierung findet statt. Es dauert lange, hat aber keine Nebenwirkungen und schmeckt zusätzlich noch lecker.
- Haare abends waschen.
- Kleidung nur im Badezimmer ausziehen.
- Tagsüber das Fenster im Schlafzimmer schließen.
- Aktuelle Vorhersagen erfahren Sie beim Deutschen Polleninformationsdienst: Tel. 0190 / 11 54 80.

Pollenflugkalender bekommen Sie bei Ihrer Krankenkasse oder Ihrem Therapeuten

Allergien mildern oder beseitigen

Leider gibt es nicht *die* Allergiebehandlung. Gäbe es eine echte Ausheilung, müßten nicht so viele Menschen leiden. Aber man kann Allergien mildern und somit so erträglich machen, daß sie das Leben nicht mehr beeinflussen. Hier folgen einige Therapievorschläge, über die Sie nachdenken sollten. Selbstverständlich ist damit nicht gemeint, daß Sie alle gleichzeitig durchführen.

Zu einigen der unten erwähnten Therapien gibt es Bücher. Sie sollten sich aber vor allem von entsprechenden Therapeuten beraten lassen. In den wenigsten Fällen muß jedenfalls gleich zur "Chemiekeule" gegriffen werden. Das ist aber selbstverständlich bei lebensbedrohlichen Allergien notwendig.

Die nachfolgenden Therapien sollten nur nach Absprache mit Therapeuten angewandt werden, sind aber alle auf naturheilkundlicher Basis.

- *Kinesiologie:* Erfahrene Therapeuten wenden diese Methode an und haben Erfolge damit. Einen Versuch ist es wert.
- Die *Eigenblutbehandlung* mit steigender Dosis kann nur von Therapeuten durchgeführt werden.
- *Eigenblut potenziert:* Hierfür wird eine kleine Menge Blut entnommen und nach den homöopathischen Regeln potenziert. Es erfolgt dann eine wöchentliche Einnahme über ein halbes Jahr in aufsteigender Potenz.

  Fragen Sie für diese, wie ich finde, sehr wirkungsvolle Methode bei Heilpraktikern und Ärzten nach, die mit Homöopathie arbeiten. Fragen Sie vor einem Besuch, ob der Therapeut mit dieser Therapieform vertraut ist und mit einem entsprechenden Labor zusammenarbeitet.
- *Klassische Homöopathie* von guten Therapeuten durchgeführt, trägt wesentlich zur Besserung bei. Diese Methode halte ich für sehr erfolgversprechend. Laktosehaltige Mittel bekommt Ihr Therapeut mit Hilfe der Korsakow-Methode laktosefrei.
- *Modifizierte Eigenbluttherapie* von Prof. Dr. Theurer (vitOrgan I): Hierbei wird das Blut in einem Labor dahingehend behandelt, daß es anschließend antigenwirkende Antikörper enthält. Dieses Blut wird per Injektion verabreicht. Diese Therapie birgt allerdings die Gefahr in sich, daß in dem Blut nach der Veränderung im Labor auch keine Antikörper gegen andere Erkrankungen (z. B. Kinderkrankheiten) mehr vorhanden sind. Das kann schlimmstenfalls auf der Intensivstation enden.
- Ein weiteres Verfahren *(vitOrgan II)* ist nicht ganz so wirkungsvoll, birgt aber keine Gefahren in sich.
- Eine *Desensibilisierung mit Honig* aus der heimatlichen Region wirkt nur bei Gräser- oder Pollenallergie. Honig wird aber leider von vielen Atopikern nicht vertragen.
- *Nosodentherapie:* nur nach Absprache mit einem Therapeuten (Heilpraktiker oder naturheilkundlich orientierter Arzt) durchführen, der etwas davon versteht.

- *Symbioselenkung* bei vorhandener Darmdysbiose ist ein ganz wichtiger Bestandteil jeder Allergiebehandlung.
- Wichtig bei der Behandlung ist oft die psychische Ausgeglichenheit.
- Über den Tag verteilt 2–3 Eßlöffel Schwarzkümmelöl (Bioladen) einnehmen.
- Reichlich mehrfach ungesättigte *Fettsäuren* einnehmen bzw. essen. Am besten Nachtkerzenölkapseln oder Omega-3-Fettsäurekapseln (in Apotheken und Reformhäusern); Walnuß-, Sesam und Leinöl verzehren, denn Menschen mit Allergien können oft die in diesen Fetten enthaltene Gamma-Linolensäure nicht mehr selbst herstellen.
- *Vitamin-B-Komplexe* reduzieren die allergischen Reaktionen, da sie das Immunsystem ins Gleichgewicht bringen.
- *Vitamin C* ist ein natürliches Antihistaminikum
- *Vitamin B_3* (Niacin) verlangsamt die Histaminausschüttung
- *Kalzium* und *Magnesium* hemmen die Immunkomplexbindung.
- *Hewallergia* ist ein homöopathisches Mittel.
- *Ermsech* (Echinacea kombiniert mit Vitamin C).
- *Heweformica* ist ein Umstimmungsmittel.
- *Diprophyllin* hemmt die Mediatorenfreisetzung, darf aber nur in kleinen Dosen (Messerspitze) nach therapeutischer Anwendung eingenommen werden.
- *Regasinum antallergicum*-Injektionen, ein homöopathisches Kombinationspräparat.

Gesundheitsfolgen durch Verzicht

Mangelerscheinungen

Sofern außer Milch und Hühnerei alles vertragen wird und auf eine sonst ausgewogene Ernährung geachtet wird, kann es nicht zu gravierenden Mangelerscheinungen kommen. Trotzdem sollte über die Einnahme von entsprechenden Vitaminen nachgedacht werden. Sinnvoll sind Präparate, die mehrere Vitamine und Mineralien enthalten. Außer bei Vitamin A ist kaum eine Überdosierung möglich.
Eine Überdosierung von Kalzium führt zur verstärkten Einlagerung in den Knochen und ist ebenso ungesund wie zuwenig Kalzium. Der Blutwert sagt dabei nichts aus über den Kalziumgehalt in den Knochen.

Vitamine und Mineralien

An dieser Stelle können nicht alle Präparate genannt werden, lassen Sie sich auf jeden Fall bei einem Therapeuten beraten.

- *Vitamine und Mineralien*, Abtei (Lebensmittelhandel, Drogerie); enthält alle wichtigen Vitamine, auch B_{12} und Mineralien.
- *9 Vitamine Komplex*, ratiopharm (Apotheke); enthält alle wichtigen Vitamine, auch B_{12}
- *Inzelloval*, Fa. Köhler Vertrieb Pharma (Apotheke); ein Präparat mit den wichtigsten Mineralien und Spurenelementen, enthält außerdem einen Stoff, der die Aufnahme in die Zellen fördert.
- *Vigantoletten* Fa. Merck (Apotheke); dieses Vitamin-D-Präparat fördert die Kalziumaufnahme in die Knochen.

Kalziumpräparate

Fragen Sie in der Apotheke oder bei Ihrem Therapeuten nach geeigneten Kalziumpräparaten. In der Roten Liste sind eine Menge laktosefreier Präparate aufgelistet.
Nehmen Sie Kalzium nicht über einen längeren Zeitraum ein, ohne daß vorher die Knochendichte bei einem Orthopäden gemessen wurde. Bei Einnahme über einen längeren Zeitraum müssen regelmäßig der Kalziumspiegel im Blut und die Kalziumausscheidung im Urin überprüft werden.

Der Verzicht auf Milchprodukte

Hier kann es zu Kalziummangel und zur perniziösen Anämie, dem B_{12}-Mangel kommen.
Kalzium ist in vielen Lebensmitteln enthalten, in großer Menge in Milchprodukten, kann aber durch kalziumreiche andere Lebensmittel ausgeglichen werden.

Kalziumreiche Lebensmittel

100 g Lebensmittel enthalten (mg) Kalzium, mit Kurzrezeptvorschlag:

- Amaranth (250), gemahlen im Brot, gepoppt im Müsli.
- Aprikosen, getrocknet (75), im Müsli, als Zwischenmahlzeit.
- Artischocken, gekocht (53), in Wasserdampf garen.
- Bohnen, weiß, gegart (105), als Suppe sehr beliebt.

Gesundheitsfolgen durch Verzicht

- Brennesselsaft (190), trinken (Reformhaus).
- Brokkoli (113), dünsten oder in Öl garen.
- Brunnenkresse, roh (180), im Salat eine Delikatesse.
- Datteln (61), in Müsli, als Zwischenmahlzeit.
- Erdnüsse, frisch (59), knabbern.
- Erdnüsse, geröstet (65), knabbern.
- Erdnußmus (65), als Brotaufstrich, dem Essen kurz vor dem Servieren hinzufügen.
- Feigen, frisch (55), als Zwischenmahlzeit, im Müsli.
- Feigen, getrocknet (190), im Müsli, Kuchen, im Gebäck.
- Fenchel, roh (109), im Salat.
- Gomasio (bis 780, je nach Salzgehalt), auf Brot oder Salat.
- Grünkohl, gegart (230), mit Wasser und Speiseöl garen.
- Hafer, Vollkorn (250), geschrotet als Frischkornbrei oder im Brot.
- Haferflocken (55), im Müsli oder als Brei.
- Hagebutten, frisch (510), Tee: 10 Minuten ziehen lassen.
- Haselnüsse (225), im Müsli, zum Knabbern.
- Haselnußmus (225), als Brotaufstrich, dem Essen kurz vor dem Servieren hinzufügen.
- Johannisbeeren (53), Marmelade oder frisch.
- Kakao, fettarm (115), im Sojatrunk, Hafer-Drunk, Reisdrink oder im Kuchen.
- Kichererbsen, gegart (110), als Vorspeise.
- Kohlrabi, roh (68), dünn mit Kräutersalz auf Brot oder im Salat.
- Korinthen (95), im Müsli oder Gebäck.
- Linsen (74), Linsensuppe, Linseneintopf.
- Lopino (59), Brotbelag, Beilage (eiweißreich!).
- Löwenzahnblätter, roh (173), Frühlingssalat.
- Mandeln (250), zum Knabbern, über Salat gestreut, im Gemüse.
- Mandelmus (250), im Essen, als Brotaufstrich.
- Mangold (103), schmeckt milder als Spinat und wird genauso zubereitet.
- Mineralwasser (bitte Mengenangaben auf der Flasche beachten).
- Paranüsse (130), zum Knabbern, im Müsli, Brot oder Kuchen.
- Pekannüsse (75), zum Knabbern, im Müsli, Brot oder Kuchen.
- Petersilie (245), im Salat, läßt sich gut einfrieren.
- Pfifferlinge, gegart (85), in Olivenöl dünsten und mit Kräutersalz abschmecken.
- Pistazien (130), zum Knabbern, im Müsli.
- Puddingpulver (110), Pudding mit Sojatrunk oder Reisdrink und Nußmus kochen.
- Quinoa, gegart (115), als Beilage servieren.

Therapien bei Allergien

- Rhabarber, roh (52), mit Honig, Ahornsirup oder Agavendicksaft süßen und dem Obstsalat beifügen.
- Rosinen (61), im Müsli, im Gebäck.
- Sauerampfer, roh (54), dem Salat beifügen.
- Schnittlauch, roh (130), im Salat, auf Brot, läßt sich gut einfrieren.
- Sellerie (70), in der Suppe oder als Gemüse.
- Sesam (780), im Müsli, Gebäck und Brot, Sesamkrokant.
- Sojabohnen, gegart (260), Sojatrunk und Tofu (eiweißreich!).
- Sojamehl, vollfett, gegart (195), im Brot (eiweißreich!).
- Sonnenblumenkerne (100), geröstet knabbern, im Müsli, Brot, Gebäck und Krokant.
- Spinat (120), schmeckt frisch gedünstet am besten.
- Tahin (780), im Essen, Brotaufstrich, Halva.
- Walnüsse (87), zum Knabbern, im Müsli, Brot, Gebäck.
- Wirsingkohl (57), zu Kartoffeln und Fleisch.
- Zwiebeln, roh (162), im Salat.

Der Fleischverzicht

Ein Hauptproblem bei Verzicht auf tierische Produkte stellt der B_{12}-Mangel dar, die sogenannte *perniziöse Anämie*.
Leitsymptome eines Mangels sind rauhe Haut an Ellenbogen und Knien, Mundwinkel- und Analrisse, Kribbeln an Händen und Füßen sowie eine geschwollene Zunge.
Spätfolgen können schwerwiegende, der multiplen Sklerose ähnliche Nervenschäden sein.
Vitamin B_{12}, auch *Cobalamin* genannt, ist in ausreichender Menge ausschließlich in Tierprodukten enthalten. Achten Sie also bei Vitaminpräparaten darauf, ob Vitamin B_{12} enthalten ist. Sollten die oben genannte Symptome vorhanden sein, sprechen Sie mit einem Therapeuten darüber.

Der Verzicht auf Hühnerei

Hühnereier sind eine Eiweißquelle mit reichlich Vitaminen, die oft als *wichtig* bezeichnet wird. Das stimmt, sofern die Eier aus entsprechender Haltung kommen. Eine Leben ohne Hühnereier ist jedoch problemlos möglich.
Leider sind Hühnereibestandteile versteckt sind in sehr vielen Lebensmitteln, vor allem Backwaren, enthalten und nicht immer deklariert.

Die eiweißarme Kost

Besteht eine Allergie oder Unverträglichkeit auf Milchprodukte, Hühnerei und Fleisch, so entspricht dies einer *veganen Ernährung*. Menschen, die aus Überzeugung vegan leben, essen zusätzlich keinen Honig und tragen keine Lederschuhe, da beides von Tieren stammt.
Bei dieser Ernährungsform kann es zum Vitamin-B-, vor allem -B_{12}-Mangel kommen.
Neben der Einnahme von Vitaminpräparaten kann hier für die Eiweißzufuhr an den Verzehr von Blütenpollen gedacht werden. Sie sind eiweiß- und vitaminreich, werden aber leider gerade von Allergikern oft nicht vertragen. Dies gilt auch für Produkte aus Soja. Das eiweißreiche Lopino hingegen wird von vielen vertragen, sollte aber nicht täglich gegessen werden, denn es kann sonst langfristig auch zu allergischen Reaktionen kommen.
Selbst bei eiweißarmer Kost kommt es nur sehr selten zu Eiweißmangelerscheinungen.

Ernährung bei Neurodermitis

Neurodermitis ist eine Hauterkrankung, deren genaue Ursache noch nicht bekannt ist. Auffällig ist, daß ein hoher Prozentanteil der daran Erkrankten Allergien – vor allem gegen Ei, Milch und Weizen – haben.
Sollten Lebensmittel eine Rolle spielen, so sind es bei jedem Betroffenen andere. Deshalb gibt es nicht *die richtige Diät* bei Neurodermitis. Wäre dies der Fall, könnte den entsprechenden Menschen problemlos geholfen werden.
Zunächst muß bei dieser Erkrankung festgestellt werden, ob und welche Stoffe die Allergene sind, um sie gegebenenfalls anschließend zu meiden. Die Lebensmittel, die vertragen werden, dürfen aber nicht täglich gegessen werden, denn dann könnte eine Allergie auf genau diese Lebensmittel entstehen.
Eine zusätzliche naturheilkundliche Therapie, beispielsweise klassische Homöopathie, ist sehr erfolgversprechend und meiner Meinung nach die beste Methode.

Versteckte Gefahren herausfinden

Versteckte Milch, versteckte Hühnereier

Milch- und Eibestandteile müssen nur dann deklariert werden, wenn der Anteil in einer Zutat mehr als 25 % ausmacht. Laktose, also Milchzucker, wird gerne als Trägerstoff für Geschmacksverstärker und Aromen verwendet. Leider gibt es auch fast keine konventionell hergestellte Wurstwaren ohne Laktose.

Risiken bestehen bei:

	Milch	Hühnerei
Aromen	x	x
Backwaren, süße	x	x
Baiser		x
Bindemittel	x	
Brot	x	
Brotaufstriche	x	x
Brötchen	x	
Brote, belegte	x	x
Desserts	x	x
Eierlikör		x
Eierteigwaren	x	x
Eiscreme	x	x
Fertiggerichte jeder Art	x	x
Fertigsalate mit Mayonnaise	x	x
Frikadellen		x
Gebäck, jeder Art	x	x
Geschmacksverstärker	x	
Gewürzmischungen	x	
Hörnchen (Backware)		x (Glasur!)

Versteckte Milch, versteckte Hühnereier

	Milch	Hühnerei
Margarine	x	
Mayonnaise, Remoulade	x	x
Mousse au chocolat	x	x
Nudeln mit Ei		x
Paniertes		x
Salatdressing	x	x
Süßigkeiten	x	x
Süßstoff	x	
Wurstwaren	x	x

Milchbestandteile in Medikamenten

In Medikamenten können Milchbestandteile, vor allem Laktose, enthalten sein. Fragen Sie danach in der Apotheke oder bei Ihrem Arzt oder Heilpraktiker. Entsprechende Angaben stehen in der Roten Liste bzw. sind in entsprechenden Computerlisten zu finden.

Eibestandteile in Impfstoffen

Vorsicht bei Impfungen.
Lassen Sie bei einer Hühnereiallergie vor der Impfung abklären, ob der Impfstoff frei von Hühnereiweiß ist.

Ei in Shampoos

Sollte eine Allergie auf Hühnerei bestehen, muß entsprechend darauf geachtet werden, denn es gibt eihaltige Shampoos.
Schauen Sie auf die Zutatenliste, fragen Sie bei Ihrem Friseur oder beim Hersteller.

Firmenanfragen

Wenn Sie unsicher sind, ob etwas Bestandteile enthält, die Sie nicht vertragen, müssen Sie selbst beim Hersteller anfragen. Auf den Verpackungen finden Sie den Herstellernamen und meistens auch den Ort. Über die Auskunft können Sie die Adresse erfahren.
Machen Sie Ihre Anfrage in jedem Fall schriftlich. Am Telefon kann, aus welchen Gründen auch immer, manchmal eine falsche Auskunft gegeben werden. Schriftliche Aussagen dauern länger, sind aber verbindlich.

Versteckte Gefahren herausfinden

Fertiglisten

Einige Firmen, vor allem im Reformhausbereich, haben fertige Listen mit Zutatenangaben. Fragen Sie danach bei den Herstellern. Die meisten Firmen geben gerne Auskunft über ihre Produkte.
Im Reformhaus bekommen Sie außerdem eine kleine, jährlich neu erscheinende Broschüren von *neuform* mit Angaben über milch- und eifreie Lebensmittel.

Die Einladung zum Essen

Helfen Sie Ihren Verwandten und Bekannten, indem Sie ihnen eine Liste der für Sie verbotenen Lebensmittel geben. Sie werden dann auch sicher wieder eingeladen, und es wird den meisten eine Freude sein, etwas für Sie zu kochen oder zu backen.
Sie selbst sollten immer eine Liste bei sich tragen, um sie gegebenenfalls der Person zu geben, die für Sie kocht. Sehr hilfreich ist diese Liste im Restaurant. Zum Schutz können Sie Ihre Liste in eine Prospekthülle stecken, sie auf die richtige Größe zuschneiden und rundherum mit Klebestreifen verschließen.
Schreiben Sie zusätzlich die erlaubten Lebensmittel auf diese Liste. Hier ein Beispiel:

> *Ich habe Lebensmittelallergien und darf folgende Lebensmittel nicht essen:*
> Milchprodukte: Milch, Käse, Sahne, Kefir, Joghurt usw.
> Hühnerei: Mayonnaise, Remoulade, Frikadellen, Eiernudeln usw.
> Wurstwaren, konventionell hergestellt (können Milchzucker enthalten)
> Gebäck, Kuchen (können Ei und Milch enthalten)
> usw.
> *Ich darf essen:*
> Alle Gemüse- und Obstsorten
> Jedes Getreide, Reis, Hirse, Buchweizen usw.
> Reisdrink, Sojatrunk, Hafer Drunk, Sojadessert
> Fleisch, Fisch
> usw.

Die Einladung zum Essen

Im Ausland ist eine Liste, in der jeweiligen Landessprache geschrieben, sehr hilfreich. Lassen Sie sie übersetzen, oder versuchen Sie es selbst mit einem Wörterbuch. Grammatische Fehler wird man Ihnen sicher verzeihen.

Sie können diesen Zettel in jedem Restaurant vorzeigen und werden wahrscheinlich keine Schwierigkeiten haben, etwas für Sie Erlaubtes zu bekommen. Zudem wird in nur wenigen Ländern Milch und Ei beim Kochen verwendet, auch nicht in versteckter Form wie hier beispielsweise in der Wurst. Vorsicht allerdings bei Kuchen und süßem Gebäck.

In der Türkei dürfen Sie kein Fladenbrot essen, da es meistens Joghurt enthält.

In Italien müssen Sie bei Pastagerichten und Soßen auf die Zutaten achten.

Die meisten Fluggesellschaften bieten Diätmenüs an. Leider kann man nicht 2 verschiedene Diätformen bestellen, also milch- und eifrei, man muß sich für eine entscheiden:

- *Vegan* wäre ideal, denn es ist ohne Jegliches vom Tier.
- *Milchfrei* bzw. *laktosefrei* ist meistens ohne Hühnerei.
- *Koscher*, gekocht nach den jüdischen Regeln, ist entweder ein Fleisch- oder ein Milchgericht, fragen Sie, was es ist.

Vegetarisch kann Milch und Ei enthalten, ist also nicht geeignet.

Bestellen Sie die Diät bei der Buchung, und achten Sie auf die entsprechende Bestätigung. Nehmen Sie trotzdem etwas mit, denn bedauerlicherweise kann man sich nicht darauf verlassen, eine entsprechende Kost serviert zu bekommen. Geeignet sind Kekse, Nüsse und Trockenobst, vor allem gut sättigende Datteln oder Trockenbananen, denn all das wiegt nicht viel, ist lange haltbar und kann auch noch auf dem Rückflug verzehrt werden.

In die Länder USA, Kanada und Australien dürfen nur original verpackte, noch verschlossene Lebensmittel eingeführt werden. Doch dort gibt es eine so reichhaltige Auswahl der für Sie erlaubten Lebensmittel, daß Sie außer für den Hinflug nichts mitnehmen müssen.

Säuglinge und Kinder

Allergierisiko nach Familienbelastung

Sind die Eltern vorbelastet, entsteht natürlich ein höheres Allergierisiko bei Kindern. Entsprechend sollten Säuglinge so lange wie möglich gestillt werden. Bei späterer Beikost muß darauf geachtet werden, daß es eine allergiearme Kost ist. Dazu später mehr.
Das Allergierisiko steigt prozentual bei folgender allergischer Vorbelastung:

beide Elternteile	40–60 %
ein Elternteil	20–40 %
ein Geschwisterteil	25–35 %
ohne familiäre Belastung	5–10 %
gleiche Allergieart	60–80 %

Die Muttermilch wird nicht vertragen

Glücklicherweise kommt es selten vor. Oft hilft es, wenn die stillende Mutter eine allergiearme Diät einhält. Sollten keine Allergien feststehen, muß versucht werden ob es hilft, die Hauptallergene (Milch, Eier, Fisch, Weizen, Erdnüsse, Zitrusfrüchte und Soja) wegzulassen. Einen Versuch ist es wert.
Gegebenenfalls einen Allergietest bei der Mutter durchführen, um die Allergene herauszufinden.

Allgemeine Tips

- Möglichst bis zum 6. Lebensmonat ausschließlich Stillen.
- Die stillende Mutter sollte sich allergenarm ernähren. Sind Allergene bekannt, müssen diese in der Stillzeit gemieden werden.
- Zutaten möglichst frisch und nitratarm aus biologischem Anbau (kbA oder demeter) verarbeiten.
- Kein Salz, Zucker, Honig oder Gewürz verwenden.
- Kartoffeln, Zucchini, Blumenkohl, Brokkoli, Erbsen, Kohlrabi, Fenchel, Spinat, Pastinaken, Steckrüben, rote Bete und Topinambur nacheinander zufüttern und die Verträglichkeit beobachten. Karotte ist oft ein Allergen! Anfangs jede Woche ein anderes Gemüse testen und später darauf achten, daß täglich ein anderes Gemüse gefüttert wird, damit keine weiteren Allergien dazukommen. Säuglinge haben nicht den Anspruch, bei jeder Mahlzeit ein anderes Gericht zu bekommen.
- Gemüse und Obst im 1. Jahr nur gedünstet zufüttern. Danach Rohkost und frisches Obst probieren.
- Den Speisen ein paar Tropfen oder einen Teelöffel hochwertiges kaltgepreßtes Speiseöl zufügen (Bioladen, Reformhaus); auch hier für Abwechslung sorgen.
- Mit glutenfreien Getreiden (Reis, Mais, Hirse, Buchweizen, Quinoa, Amaranth, Kastanienmehl) beginnen und erst ab dem 1. Lebensjahr anderes Getreide zufüttern, dabei die Verträglichkeit beobachten. Vorsicht bei Weizen. Glutenfreie Produkte sind ohne Weizen, Roggen, Hafer, Gerste, Dinkel, Grünkern, Einkorn und Kamut. Sie enthalten auch keine Spuren dieser Getreide.
- Ebenfalls erst ab dem 1. Lebensjahr oder später *mit allergrößter Vorsicht*: Zitrusfrüchte, Nüsse, Fisch, Schokolade, Erdbeeren, Soja, Schweine- und Kalbfleisch testen. Dabei genau die Verträglichkeit beobachten. Besteht eine jetzt bekannte Allergie auf ein Lebensmittel, so darf es natürlich noch nicht getestet werden. Dafür muß eine längere Karenzzeit eingehalten werden. Dies gilt insbesondere für Milch, Hühnerei und Weizen. Bitte testen Sie immer nur eine geringe Menge und jeweils 1 Lebensmittel.
- Ab etwa dem 1. Lebensjahr Fleisch in kleinen Mengen zufüttern und auf Verträglichkeit achten. Fleisch enthält unter anderem Vitamin B_{12}
- Den Löffel oder Sauger des Säuglings nicht selbst in den Mund nehmen. Darmpilze (Candida albicans), andere Darmfehlbesiedlungen (Dysbiose) und Karies werden sonst übertragen.
- Vorsicht bei allergiegefährdeten Säuglingen mit Schaffellen und Wollkleidung. Beide können nicht bei 60 °C gewaschen werden. Die Milben-

belastung ist eventuell zu hoch. Menschen mit vielen Lebensmittelallergien können auch leicht eine Allergie auf Milbenkot entwickeln.

Lebensmittel für die Zufütterung

Für den Geschmack benötigen Säuglinge noch keine Abwechslung. Dementsprechend können Sie in den ersten Monaten das füttern, was Ihr Säugling verträgt. Wichtig ist nur, daß es möglichst wenig oder keine Allergene enthält.
Erst ab dem 6. Monat sollten Sie wöchentlich ein Lebensmittel, z. B. ein Gemüse oder Getreide, mit in den Ernährungsplan aufnehmen und dabei Ihren Säugling genau beobachten.
Babykost, die angeboten wird, können Sie in den Speiseplan einbeziehen. Die meisten Firmen bieten Babykost mit nur wenigen, hypoallergenen Nahrungsmitteln an. Fordern Sie entsprechende Zutatenlisten bei dem Elternservice der entsprechenden Firmen an. Die teilweise sogar gebührenfreien Telefonnummern finden Sie auf den Verpackungen bzw. den Etiketten.

Vollhydrolysate

Diese Allergikerkost ist geeignet bei Soja-, Ei- und Milchallergie. Sie hat den Vorteil, daß sie alle lebensnotwendigen Vitamine enthält. Diese Säuglingsnahrung kann zusätzlich zum Reisbrei mit Gemüse gefüttert werden. Wird allerdings eine große Auswahl Gemüse und Getreide vertragen, so genügen die Vitamine, die darin enthalten sind.
Ist die Auswahl der möglichen Lebensmittel nur gering, so können Vitamine mit nachstehender Säuglingskost zugefüttert werden:
- Alfaré
- Nutramigen
- Pregestimil
- Pregomin
- Sinlac

Bezugsquellen: Reformhaus, Apotheke, Drogerien.

> Bei allen Produkten auf die Zutaten achten, denn sie könnten etwas enthalten, was Ihr Säugling nicht verträgt. Bitte auch hier auf Verträglichkeit achten.

Ziegen-, Schafs- und Stutenmilchprodukte

Hierbei muß die Verträglichkeit genau beobachtet werden. Werden sie vertragen, so sind sie eine gute Ergänzung, denn diese Milch ist in der Eiweißstruktur der Muttermilch ähnlich, und wird von vielen Kuhmilchallergikern vertragen.
- Bambinchen (Ziegenmilchpulver) ab Geburt
- Golden Goat Ziegenmilchpulver ab 8 Monaten

Sie bekommen Ziegenmilchprodukte im Reformhaus oder im Versandhandel.
Schafs- und Stutenmilchprodukte sollten Sie ebenfalls austesten und bei Verträglichkeit füttern, denn beide enthalten eine Vielzahl wichtiger Vitamine. Versandadressen finden Sie im Anhang.

Zwieback und Gebäck

Kleinkinder lutschen gerne an Keksen. In den meisten, die es im normalen Lebensmittelhandel gibt, ist Milch und teilweise Ei enthalten. Hier eine Auswahl geeigneter Alternativen, die natürlich auch für große Kinder und Erwachsene geeignet sind:
- Reiswaffeln, diverse Zutaten (diverse Hersteller) (Bioladen, Reformhaus).
- Werz-Kekse, diverse Sorten aus Dinkel oder glutenfrei (Fa. Werz, Bioladen, Reformhaus).
- 3-Pauly-Kekse, diverse Sorten. Bitte auf die Zutatenliste schauen.
- Zwieback, glutenfrei (Fa. Werz, Bioladen, Reformhaus).
- Zwieback Dinkel (Fa. Werz, Bioladen, Reformhaus).

Produkte der Firma Werz sind alle milch- und eifrei. Sollte Ihr Bioladen keine Werz-Produkte führen, so können Sie bei dieser Firma selbst bestellen. Die Adresse ist im Anhang.

Brei

- Reisflocken, Buchweizenflocken, Hirseflocken (z. B. Fa. Davert, Fa. Werz, Bioladen).
- Reisbrei (in Pulverform), auf Zutaten achten (mehrere Firmen).
- Babys Vollkornnahrung (z. B. Barnhouse, Bioladen), bitte nur füttern, wenn das Kind 1 Jahr alt ist und dabei genau beobachten.

Weitere Hersteller sind zum Beispiel: De-Vau-Ge, Ernty, Evers, Hipp,

Holle, Milupa, Runge, Sunval, Alete und Nestlé. Bitte bei allen Breien *genau* auf die Zutaten schauen und nur dann füttern, wenn keine Allergene bzw. nur wenige Zutaten enthalten sind. Bei einem Zutatengemisch läßt sich – sollte es zu einem Allergieschub kommen – nur schwer herausfinden, was nicht vertragen wurde.

Gläschen

Die meisten Hersteller von Säuglingskost bieten Gläschen mit nur sehr wenigen Zutaten an. Schauen Sie auf das Etikett, oder fragen Sie den Elternservice nach Zutatenlisten.
Gläschen sind rückstandskontrolliert und damit auf jeden Fall besser als Lebensmittel, die nicht aus biologisch kontolliertem Anbau stammen.
Sollte Ihnen der Inhalt der Gläschen nicht schmecken, so können Sie es trotzdem Ihrem Säugling geben, denn Ihre eigene Geschmacksempfindung entspricht nicht unbedingt der Ihres Säuglings.

Getränke

Bitte geben Sie Ihrem Säugling keine gezuckerten Säfte oder Fertigtees. Geeignet sind folgende Getränke:
- *Reisgetränk*, auf Zutaten achten (Viana, Evers, Fischer usw., Bioladen, Reformhaus).
- *Mandelmilch*, sofern Mandeln vertragen werden, selbst herstellen (Rezept s. Seite ##).
- *Hafermilch*, auf Verträglichkeit achten (Bioladen, Reformhaus).
- *Sojatrunk*, nur geben, wenn keine Allergie besteht. Achtung, es kann leicht eine Allergie auf Soja entstehen. Außerdem auf Genmanipulierung achten und nur aus kontrolliert biologischem Anbau kaufen, denn diese Lebensmittel sind nicht genmanipuliert.
- *Getreidemilch*: Geschrotetes Getreide mit viel Wasser kochen, durchsieben und mit ½ TL Malzsirup pro Flasche süßen.
- *Fencheltee*, nicht ständig geben, denn Fenchel ist eine Heilpflanze, außerdem könnten Allergien entstehen. Hilft gut gegen Blähungen.
- *Lapachotee*, nicht gekocht, sondern aufgegossen.
- *Roibushtee* (auch Massai- oder Rotbuschtee genannt), ohne Zutaten.
- *Wasser*, natriumarm, es sollte aber für die Säuglingskost geeignet sein.

Säuglinge und Kinder

Kalziumgabe

Für den Knochenbau ist Kalzium notwendig. Vitamin D sorgt dafür, daß Kalzium besser aufgenommen wird. Vigantoletten (Vitamin D) oder Fluor-Vigantoletten (Vitamin D + Fluor) nach Absprache mit dem Kinderarzt geben. Beide sind milch- und glutenfrei.
Ihr Kind sollte sich möglichst viel draußen aufhalten, denn Sonnenlicht sorgt dafür, daß der Körper Vitamin D selbst herstellt. Dafür ist es aber nicht notwendig, die Kinder in der Sonne spielen zu lassen, denn es genügen täglich 10–15 Minuten Besonnung der Hände, Arme und des Gesichts.
Zusätzliche Kalziumgaben sind im Säuglingsalter noch nicht notwendig oder nur nach Absprache mit dem Kinderarzt zu verabreichen.

Das Kind aufklären

Wurden die Allergien schon in den ersten Lebensmonaten festgestellt, so wird Ihr Kind den Verzicht auf Milch- und Hühnereiprodukte als ganz normal empfinden. Dem Alter entsprechend muß es aber informiert sein, damit es nicht in Ihrer Abwesenheit unwissentlich falsche Sachen ißt.
Wird die Diagnose erst später festgestellt, so ist der Verzicht schwerer. Erklären Sie Ihrem Kind vor allem, daß die Symptome (z. B. Hautjucken, Übelkeit usw.) durch die unverträglichen Lebensmitteln ausgelöst werden. Erklären Sie es dem Kind so ausführlich wie möglich. Ihr Kind wird wahrscheinlich mehr verstehen, als Sie zunächst annehmen.
Ihre Verwandten und Bekannten müssen natürlich auch aufgeklärt werden, machen Sie das aber in der Abwesenheit des betroffenen Kindes, denn irgendwann möchte Ihr Kind nichts mehr davon hören. Sobald wie möglich sollte die Diät „normal" sein.
Bei einer Besprechung mit dem Kindergarten- oder Lehrpersonal, die unbedingt stattfinden muß, sollte Ihr Kind dabei sein. Natürlich auch bei einer „Familienkonferenz", bei der Sie besprechen, wie das neue Leben werden wird.

Kinder und Süßigkeiten

Der Verzicht auf die vorher gegessenen Süßigkeiten fällt besonders schwer. Damit Kinder nicht heimlich naschen, muß dringend für Ersatz gesorgt werden.

Im Küchenschrank sollte sich ein kleiner Vorrat an Riegeln oder dergleichen befinden, ganz speziell für dieses Kind. Für alle anderen sollte dieser Vorrat absolut tabu sein. So kann das Kind selbst überblicken, was an Vorrat da ist. Außerdem macht ein eigener kleiner Vorrat stolz, vor allem wenn sonst niemand davon nehmen darf. Das erleichtert dem Kind das Einhalten der Diät.
Geben Sie allen Menschen, die Ihr Kind mit Süßigkeiten beschenken möchten, eine Liste der erlaubten Naschereien. So vermeiden Sie Enttäuschungen.
Beim Kindergeburtstag vergessen Sie bitte niemals, dafür zu sorgen, daß Ihr Kind etwas Erlaubtes mitbekommt.
Hat Ihr Kind Geburtstag, richten Sie die Party milch- und eifrei für alle aus. So haben alle die Gelegenheit, zu erkennen, wie lecker das sein kann. Ihr Kind wird sich freuen, denn es darf essen, was alle dürfen.
Im Kindergarten oder in der Grundschule sollte für unvorhersehbare Feiern ein kleiner Vorrat Riegel oder Kekse vorhanden sein. Hat Ihr Kind Geburtstag, geben sie am besten milch- und eifreie Kekse für alle mit.

Der Schwerbehindertenausweis für Kinder

Sofern Ihr Kind noch klein ist, sollten Sie einen Schwerbehindertenausweis beantragen. Drängen Sie dabei auf den Zusatz „H". Dies bedeutet, daß Ihr Kind *hilflos* ist. Sie bekommen dann besondere Steuervergünstigungen, die auch notwendig sind, denn Ihr Kind ist tatsächlich in den ersten Lebensjahren auf Ihre Hilfe angewiesen.
Später, wenn das Kind die Schule abgeschlossen hat, sollte man diesen Ausweis nicht verlängern, denn es könnte bei der Suche nach einer Ausbildungsstelle schwierig werden. Im Erwachsenenalter sollte Ihr Kind selbst entscheiden, ob ein solcher Ausweis erwünscht ist.
Wahrscheinlich wird Ihr Kind es ohnehin nicht mehr als „Behinderung" empfinden, da es sich ein Leben mit Milch und Ei nicht vorstellen kann. Zudem kann die Allergie später weg oder so gering sein, daß eine kleine Menge des Allergens nichts mehr ausmacht.
Der Ausweis wird nur für wenige Jahre ausgestellt und muß bei Bedarf per Antrag verlängert werden.
Fragen Sie bei Ihrem zuständigen Versorgungsamt nach einem Antragsformular, füllen es mit den persönlichen Daten aus, und gehen Sie damit zu dem Arzt, der das Kind wegen der Allergien behandelt. Er wird dann alles weitere veranlassen. Leider müssen Sie sich gedulden, denn es dauert oft Monate, bis Sie den Ausweis zugestellt bekommen.

Warenkundliche Hinweise

Ei-Ersatz

Beinahe jedes Gebäck und viele Kuchensorten können Sie ohne Ei und ohne Ei-Ersatz backen. Ersetzen Sie die Eimenge durch Flüssigkeit oder, sofern Sie es vertragen, durch Sojatrunk oder 1 Eßlöffel Sojamehl auf 50 ml Wasser. Ein Vollei entspricht etwa 50 ml Flüssigkeit. Mit etwas Safran bekommen Sie Gebäck und Kuchen gelb. Im Reformhaus gibt es Ei-Ersatz auf Sojabasis:
- *Ei-Ersatz*, Sybille-Diät
- *Ei-Ersatz*, Hammermühle

(Dotterfrei der Firma Natura enthält Eigelb.)

Mayonnaise-Ersatz

- *Majo Feine Sauce nach Majonnaisenart*, Bruno Fischer (Bioladen).
- *Majo Kräuter-Sauce nach Remouladenart,* Bruno Fischer (Bioladen).
- *Majonnaise ohne Ei*, Bio Vita (Bioladen).
- *Tofunaise*, Neuco, (Reformhaus).

Milchersatz

Sie bekommen eine große Auswahl in Bioläden und Reformhäusern. Achten Sie auf die Zutaten, und probieren Sie verschiedene Getränke. Sojatrunk ohne weitere Zutaten schmeckt vielen Menschen nicht. Sobald Sojatrunk jedoch angereichert wird, kann er zur Delikatesse werden.
Probieren Sie folgende Getränke:
- *Sojatrunk, Soya Drink*
- *Hafer Drink*

Warenkundliche Hinweise

- *Reisdrink, Reisactiv, Rice Dream, Reisgetränk*
- *Kokosmilch* (frisch aus der Kokosnuß)
- *Mandelmilch*, selbst hergestellt, Rezept Seite 60.
- *Sojadessert, Soya Dessert* sind aus Sojatrunk mit weiteren, zum Teil köstlichen Zutaten und auf jeden Fall einen Versuch wert.

Milchjoghurtersatz

Sofern Soja vertragen wird, können Sie sich Sojaghurt selbst bereiten:

1 Liter Sojatrunk
1 Tüte Bifidus Acisophilus, BioFerma (Reformhaus)

Den Sojatrunk auf etwa 40 °C erwärmen, mit einem Fieberthermometer die Temperatur überprüfen, das Pulver mit einem Schneebesen einrühren und in eine vorgewärmte Thermoskanne gießen. Nach etwa 6 Stunden ist das Sojaghurt fertig.
Bifidus Acidophilus hat einen hohen Anteil rechtsdrehender L(+)-Milchsäure, die gut für die Darmflora ist.
Benutzen Sie von dem fertigen Sojaghurt etwa eine Tasse voll, um damit ein neues Sojaghurt zu starten. Der Herstellungsvorgang ist derselbe wie beim Pulver, nur daß eben dieses Pulver nicht notwendig ist.

Laktosefreie Schokolade

Zartbitterschokolade wird ohne Milchbestandteile hergestellt. Leider garantieren nicht alle Firmen, daß ihre Zartbitterschokolade absolut frei von Milchbestandteilen ist, da bei der Herstellung in der Maschine noch Restbestandteile der zuvor gefertigten Vollmilchschokolade sein können. Die Maschinen werden zwar gereinigt, aber nur wenige Firmen übernehmen die Garantie.
Laut Firmenangaben sind folgende Produkte frei von Milchbestandteilen:
- Balke: Diät Zartbitter Riegel, Diät Marzipan Riegel, Diät Zartbitterschokolade, Bio-Zartbitterschokolade Tafel, Schoko-Figuren als Baumbehang (Lebensmittelhandel).
- Ferrero: Mon Chéri (Lebensmittelhandel).
- Gepa: Mascao Bio Cocos, Mascao Bio Noir (Lebensmittelhandel).
- Natura: Edelbitterschokolade (Reformhaus).
- Nestlé (ohne Garantie): After Eight (Lebensmittelhandel).

Warenkundliche Hinweise

- Neuform: Kuvertüre, halbbitter (Reformhaus).
- Rapunzel: Bio Negro, Halbbitterkuvertüre-Riegel, Schokotropfen, Schokorosine, Sesamini Ecocert, Zartbitter mit Mandelsplitter, Zartbitter Rapadura Schokolade (Bioladen).
- Sarotti: Halbbitterschokolade, Marzipanschokolade (Lebensmittelhandel).
- Schwermer: Diät Trüffel (Lebensmittelhandel).
- Vitaquell / Nuxo: Carobriegel: z. B. Carobriegel, Carobtafel (Reformhaus). Fragen Sie im Reformhaus nach weiteren Produkten dieser Firma, denn sie haben Saisonartikel aus Carob.

Margarine ohne Milchbestandteile

- Alsan S, Alsan S Bio (Bioladen; ist nach meinem Befinden die leckerste Margarine). Alsan S hat die Form von Butter und schmeckt ähnlich. Kaufen Sie eventuell einen kleinen Vorrat für die Kühltruhe.
- basis (mct-basis-plus) (Reformhaus)
- Becel, leicht (Lebensmittelhandel)
- Eden (Reformhaus)
- Vitaquell: Vitazell, Vitazell leicht, Unsere Extra, Vitasieg, Unsere Vollwertige, Unsere Klassische (Reformhaus)
- Sanavit (Reformhaus)
- Naturata Margarine (Reformhaus)

Gebäck ohne Ei- und Milchbestandteile

Hier muß man „detektivische" Arbeit leisten, die sich aber lohnt. Im Reformhaus gibt es gegen eine geringe Gebühr eine Liste der milch- und eifreien Produkte, eine lohnende Anschaffung. In dieser Liste finden Sie eine Menge Backwaren. Sie erscheint jährlich neu und enthält somit die aktuellen Produkte.
Im Bioladen gibt es einige Produkte, aber leider keine Liste. Sie können sich jedoch auf die Zutatenliste verlassen. Lesen Sie diese bei Fruchtriegeln, und Sie werden feststellen, daß beinahe alle für Sie erlaubt sind. Fragen Sie das Personal nach den Zutaten der frischen Backwaren, denn die zuliefernden Bäckereien geben Auskunft darüber. Gegebenenfalls müssen Sie sich für die Antwort ein paar Tage gedulden. Unter anderem bieten folgende Firmen Fertiggebäck an:
- Bohlenser Mühle (Bioladen, Reformhaus)

53

Warenkundliche Hinweise

- 3 Pauly (Reformhaus)
- Fruchtwerk Dr. Balke (Reformhaus)
- Hammermühle (Versand)
- Nook (Reformhaus)
- Vitana (Reformhaus)
- Werz (Bioladen, Reformhaus oder Versand)

Honigkuchen bekommen Sie im Naturkost-Versand Ruth Franz (Adresse im Anhang).

Pikante Brotaufstriche als Käseersatz

Eigentlich gibt es keinen wirklichen Ersatz für Käse, aber einige Brotaufstriche, die anstelle von Käse geeignet sind. Probieren Sie die Produkte verschiedener Firmen aus, denn sie schmecken sehr unterschiedlich.
Einige Aufstriche sind auf Sojabasis, vor allem jene aus dem Bioladen. Die meisten sojafreien Aufstriche bekommen Sie im Reformhaus, sie sind mit Hefe oder Fetten, wie zum Beispiel Sonnenblumenöl oder Palmfett, zubereitet.
Im Bioladen bekommen Sie Lopinoaufstriche der Firma Geestland. Das eiweißreiche Lopino wird aus der gelben Lupine gewonnen, Allergien bestehen selten.
Schauen Sie beim Kauf genau auf die Zutatenliste. Frei von Ei- und Milchbestandteilen sind fast alle, es können aber Zutaten enthalten sein, die Sie nicht mögen oder auf die Sie zusätzlich allergisch reagieren.
Erfahrungsgemäß schmecken die Brotaufstriche ohne Hefe besser. Schrecken Sie nicht vor dem Preis zurück, denn sie sind, bedingt durch die Geschmacksintensität, sparsam in der Anwendung.

Pikanter Brotbelag

- Avocado, auslöffeln, zerdrücken und mit Salz und Pfeffer würzen.
- Basilikum in Olivenöl (Bioladen, Versand).
- Brotaufstriche aus dem Bioladen oder Reformhaus, bitte auf die Zutaten achten.
- Gomasio (Bioladen, Reformhaus).
- Gurken, frisch und eingelegt.
- Kohlrabi, in Scheiben schneiden und mit Kräutersalz bestreuen.
- Kräutersalz (Bioladen, Reformhaus) auf Avocado, Margarine, auf Gurke oder Tomate streuen.

Warenkundliche Hinweise

- Nußmus, z. B. Erdnußmus, Cashewmus, Mandelmus, Haselnußmus, Mischmus, Sonnenblumenkernemus, Kürbiskernmus, Macadamiamus, Tahin (Bioladen, Reformhaus).
- Salatblätter, nach Geschmack zu den Brotaufstrichen oder nur mit Kräutersalz.
- Schnittlauch, frisch oder aus der Gefriertruhe direkt aufs Brot streuen, salzen und nach Bedarf pfeffern.
- Tomaten, frisch.
- Vitam R (Reformhaus).
- Zwiebeln, gebraten und gesalzen.

Laktosearmer Käse

Beinahe frei von Laktose, aber nicht frei von Milcheiweiß sind folgende Käsesorten:
- Allgäuer Emmentaler
- Allgäuer Bauernkäse
- Bioladen Bergkäse
- Monte (Gruyére aus dem Allgäu)

Bezugsquelle: unter anderem bei Naturkost-Versand Ruth Franz (Adresse im Anhang)

Schafs- und Ziegenkäse

Schafs- und Ziegenmilch haben eine andere Laktoseart und sind für einige Menschen mit Laktoseintoleranz oder Allergien verträglich, dürfen aber nur in kleiner Menge getestet werden, denn die Reaktion könnte genauso sein wie nach dem Genuß von Kuhmilch.
Bezugsquelle: Reformhaus, Bioladen und im Naturkost-Versand Ruth Franz (Adresse im Anhang).

Fermate

Fermate ist ein Käseersatz, der aus Soja hergestellt wird. Selbst bei Sojaallergie ist es einen Test wert, denn der für viele problematische Trypsinhemmer wurde beim Herstellungsvorgang neutralisiert.
Bezugsquelle: Bioladen und im Naturkost-Versand Ruth Franz (Adresse im Anhang).

Warenkundliche Hinweise

Süße Brotaufstriche

Sowohl im **Bioladen** als auch im **Reformhaus** bekommen Sie geeignete Aufstriche. Hier eine Auswahl:
- Bananenscheiben oder zerdrückte Banane, eventuell zu einem süßen Brotaufstrich.
- Birnen-Apfel-Kraut, Birnen-Dattel-Kraut, Apfelkraut usw., alle Sorten, diverse Hersteller.
- Fruchtaufstriche, diverse Hersteller.
- Fruchtaufstriche ohne Zuckerzusatz, alle Sorten, diverse Hersteller.
- Gerstenmalz, Gerstenmalzextrakt.
- Honig, alle Sorten.
- Marmelade, Konfitüren und Gelee, alle Sorten, diverse Hersteller.
- Nußmus, alle Sorten, diverse Hersteller.
- Pflaumenmus, alle Sorten, diverse Hersteller.
- Zuckerrübensirup, Sirup und Melasse, alle Sorten, diverse Hersteller.

Im **Bioladen** werden unter anderem folgende Aufstriche angeboten:
- Amazake, eine aus Reis hergestellte Creme.
- Sweet Tofu, Vanille, Caramella und Pinocolada, BioVita.
- Carobaufstriche ohne Milchpulver (steht auf der Zutatenliste), diverse Hersteller.
- CaroBella, MolenAartje.
- CaroBella, Haselnuß, MolenAartje.
- Dattelorange, Bruno Fischer.
- Fruta Linda, Zwergenwiese.
- Honig-Halva, Honig und Gewürze, Honig und Nuß, Allos.
- Miofino, 4 Sorten, Bruno Fischer.
- Mokka Linda, Zwergenwiese.
- Nußpaprika, Bruno Fischer.
- Reissirup, diverse Anbieter.
- Salabim, Bruno Fischer.
- Samba, Rapunzel.

Im **Reformhaus** bekommen Sie unter anderem:
- Nuxi-Schoki-Nuß-Creme, Vitaquell.
- Diabetiker Haselnuß-Nougat-Creme, Grano Vita.
- Carob-Raspel, Flügge.

Warenkundliche Hinweise

Wurstwaren

Falls Sie Fleischprodukte vertragen, können Sie gegartes Fleisch in Scheiben schneiden und als Brotbelag essen. Wurstwaren aus konventionellen Schlachtereien oder aus dem Supermarkt enthalten in den meisten Fällen Milchzucker.
* Fragen Sie im Bioladen nach Wurst, denn dort angebotene enthält weder Ei- noch Milchbestandteile. Hat Ihr Bioladen keine Wurstwaren, so bitten Sie, daß man für Sie Wurst bestellt. Die meisten zuliefernden Großhändler verkaufen vakuumierte Wurstwaren in Kleinstmengen.
* Im *Naturkost-Versand Ruth Franz* und im *KulturGut Alte Schmiede* bekommen Sie auf dem Versandweg ebenfalls Wurstwaren. Die Adressen finden Sie im Anhang.
* In einigen Reformhäusern wird Wurst (Nuxo) in kleinen Dosen angeboten.

Fisch

Sofern Sie Fisch vertragen, gibt es für Sie verschiedene Fischkonserven, die als Zutat nur Öl enthalten und als Brotbelag geeignet sind.

Nudeln

Viele Nudelsorten enthalten Eibestandteile, die allerdings entsprechend auf der Verpackung deklariert sind. Kaufen Sie im Lebensmittelhandel ausdrücklich nur als *eifrei* deklarierte, oder gehen Sie in ein Reformhaus oder Bioladen, denn dort ist die Auswahl sehr groß.
Einige Nudelhersteller aus dem biologischen Bereich haben nur eifreie Nudeln im Sortiment, so können auch keine Restbestandteile mehr enthalten sein. Außerdem sind die Nudeln dort aus Vollkorngetreide und meistens aus biologischem Anbau und damit viel gesünder.

Rezeptteil

Getränke

Sojatrunk

Sofern Soja vertragen wird, können die Rezepte entsprechend mit Sojatrunk angerichtet werden. Wird Soja nicht vertragen, so lassen sich fast alle Rezepte in diesem Buch alternativ mit Reisdrink oder Hafertrunk anrichten.
Sojatrunk ist reich an pflanzlichem Eiweiß und pur nicht sehr beliebt. Sobald man jedoch ein „Milchmixgetränk" daraus macht, ist es von Kuhmilch kaum mehr zu unterscheiden. Wichtig ist, daß der süß schmeckende Milchzucker ersetzt wird.

Süßer Sojatrunk

>*½ Liter Sojatrunk*
>*etwa 1 EL Honig, Agavendicksaft oder Ahornsirup*

Den Sojatrunk mit der Süße abschmecken und kalt oder warm trinken.

Getränke

Sojatrunk mit Banane

½ Liter Sojatrunk
1 Banane
etwa 1 TL Honig, Agavendicksaft (Bioladen) *oder Ahornsirup* (Bioladen, Reformhaus)

Die Banane mit der Gabel zerdrücken und cremig schlagen oder besser im Mixer schaumig rühren, den Sojatrunk dazugeben und mit der Süße abschmecken. Schmeckt am besten leicht gekühlt.

Sojatrunk mit Carob

½ Liter Sojatrunk
2 EL Carobpulver
etwa 1 TL Honig, Agavendicksaft oder Ahornsirup
½ TL Cashewmus oder Kürbiskernöl

Den Sojatrunk erwärmen, mit einem Schneebesen das Carobpulver unterrühren, süßen und mit Cashewmus oder Kürbiskernöl den Geschmack abrunden.

Erdbeer-Sojatrunk

1 Tasse Erdbeeren
½ Liter Sojatrunk
2 EL Honig, Agavendicksaft oder Ahornsirup

Alle Zutaten im Mixer vermischen. Schmeckt leicht gekühlt am besten.

Heißer Reisdrink

Reisdrink schmeckt leicht süß und sollte zum Trinken nicht gekocht werden, da sich die Konsistenz bei einigen Sorten verändert. Reisdrink kann kalt und angewärmt getrunken werden.

Rezeptteil

Reisdrink mit Carob

½ Liter Reisdrink
2 EL Carobpulver
½ TL Cashewmus oder Kürbiskernöl

Den Reisdrink erwärmen, mit einem Schneebesen das Carobpulver einrühren und mit Cashewmus oder Kürbiskernöl den Geschmack abrunden.

Erdbeer-Reisdrink

1 Tasse Erdbeeren
½ Liter Reisdrink
1 TL Cashew- oder Mandelmus

Alle Zutaten im Mixer vermischen. Schmeckt leicht gekühlt am besten.

Mandelmilch

1 große Tasse Mandeln
2 große Tassen abgekochtes Wasser
1 EL Honig, Agavendicksaft oder Ahornsirup

Die ungeschälten Mandeln mit kochendem Wasser überbrühen, das Wasser nach etwa 3 Minuten weggießen und die Schalen abziehen.
Die so geschälten Mandeln zusammen mit dem abgekochten Wasser für etwa 12 Stunden in den Kühlschrank stellen.
Die etwas aufgequollenen Mandeln pürieren und durch ein Küchensieb gießen.
Die Mandelmilch anschließend mit Hilfe eines Stoffteesiebs von den feinen Partikeln befreien und nach Geschmack süßen. Die Mandelmilch hält sich, gut gekühlt, leider nur 2 Tage.

Getränke

Getreidekaffee

Inzwischen gibt es im Bioladen und im Reformhaus eine große Auswahl sehr gut schmeckender Getreidekaffeesorten. Mit Reisdrink oder Sojatrunk und nach Geschmack mit Carob zubereitet, schmecken sie auch Kindern. Informieren Sie sich über die verschiedenen Sorten und deren Inhaltsstoffe. Sie sind alle frei von Milch- und Hühnereiweiß.

Sojabohnenkaffee selbst rösten

500 g gelbe Sojabohnen
2 Liter Wasser

Die Sojabohnen 12 Stunden in Wasser einweichen, das Wasser abgießen, die Bohnen auf einem tiefen Backblech verteilen und im Backofen bei 200 °C etwa 60 Minuten rösten.
Während des Röstvorganges – vor allem am Ende der Zeit – müssen die Bohnen mehrfach von außen nach innen geschaufelt werden, denn die äußeren werden zuerst dunkel.
Die gerösteten, erkalteten Sojabohnen mit einer Kaffee- oder Getreidemühle mahlen.

Sojabohnenkaffee

3 EL Sojabohnenkaffee
¾ Liter kochendes Wasser
¼ Liter Sojatrunk
1 EL Carobpulver (Bioladen, Reformhaus)

Den gemahlenen Kaffee und das Carobpulver direkt in die Kanne geben und mit kochendem Wasser aufgießen.
Nach wenigen Minuten mit einem Löffel rühren, der Kaffee sinkt dann auf den Kannenboden.
In der Tasse, je nach Geschmack mit Sojatrunk abschmecken.

Rezeptteil

Lupinenkaffee

4 EL Lupinenkaffee (Bioladen)
1 Liter kochendes Wasser

Den gemahlenen Kaffee in der Kaffeemaschine oder mit Handfilter zubereiten und nach Geschmack mit Sojatrunk oder Reisdrink verfeinern und mit Süße abschmecken.

Brühe

½ Liter Wasser
etwa 1 EL Würzl (Bruno Fischer, Bioladen) oder *Frugola (*Natura, Reformhaus)

Das Wasser aufkochen und die Würzbrühe einrühren. Die genaue Menge richtet sich nach Ihrem Geschmack.

Naschwerk

Viele Süßigkeiten enthalten sichtbare oder versteckte Milch- oder Eibestandteile. Um sicher zu gehen, daß keine verbotenen Zutaten enthalten sind, können Sie Naschwerk auch selbst herstellen. Dabei ist die Wahl des Süßmittels sehr wichtig:

Agavendicksaft

Der Saft wird aus der Agavenpflanze, die vor allem rund um das Mittelmeer wächst, gewonnen. Er fließt aus den für diesen Zweck angeritzten Blättern und wird pur in Gläsern angeboten.
Einige Fruchtaufstriche werden mit diesem kostbaren Saft gesüßt.
Das Besondere ist der relativ neutrale Geschmack, wobei der Saft geschmacksverstärkend wirkt, und sein hoher Gehalt an Fructose (90 % des Kohlenhydratgehalts).
Für die Herstellung von Toffees bzw. Karamellbonbons und Eiscreme ist

der Saft besonders gut geeignet. Süßen können Sie alles mit dieser goldgelben Köstlichkeit.
Bezug: Bioladen.

Ahornsirup

Ahornsirup ist der eingedickte Saft des kanadischen Zuckerahornbaums. Gewonnen wird dieser aromatische Saft durch Anritzen des Baumstamms. Je länger der Saft fließt, desto dunkler und aromatischer wird er, wobei der Vitamin- und Mineralgehalt dann abnimmt.
Entsprechend werden in Deutschland 2 Qualitäten, genannt *Grade*, angeboten. Grad A ist vitamin- und mineralienreich, hell und mild im Geschmack, Grad C schmeckt kräftig und ist etwas dunkler. Die Stufen B und D werden hier nicht verkauft.
Ahornsirup ist nicht für Bonbons geeignet, denn er wird krümelig. Durch den intensiven Geschmack paßt er als Süßmittel von Kaltspeisen, wie Eiscreme und Obstsalat. Auf Waffeln gegossen wird er zur Delikatesse.
Bezug: Bioladen, Reformhaus.

Apfeldicksaft

Dieser fruchtige, süße, eingedickte Saft aus reifen Äpfeln schmeckt gut zu Kaltspeisen oder im Pudding.
Bezug: Bioladen, Reformhaus.

Birnendicksaft

Dieser Saft schmeckt etwas süßer als Apfeldicksaft und wird aus reifen Birnen gewonnen.
Bezug: Bioladen, Reformhaus.

Honig

Der allseits bekannte Honig enthält einen hohen Fruchtzuckeranteil, viele Vitamine und Mineralien. Schon im alten Ägypten waren die Heilwirkungen bekannt. Leider vertragen Menschen mit vielen Allergien den Honig häufig nicht.

Honig eignet sich als Brotaufstrich, und bis auf Eiscreme (er wird durch die Kälte hart) läßt sich alles damit süßen. Der Geschmack und die Qualitäten sind sehr unterschiedlich. Fragen Sie nach einem Imker in Ihrer Umgebung, oder kaufen Sie im Bioladen oder Reformhaus.

Reissirup

Dieser goldgelbe Sirup wird durch Fermentation von Vollkornreis gewonnen und ist relativ geschmacksneutral, hat aber einen Nachgeschmack. Der Gehalt an Mineralien und Vitaminen ist besonders hoch. Reissirup ist zum Süßen aller Süßspeisen geeignet.
Bezug: Bioladen.

Brauner Zucker

Unter dieser Bezeichnung gibt es verschiedene Sorten:
- Brauner Zucker, der ursprünglich weiß war, meistens aus Zuckerrüben stammt und mit Melasse oder Karamel eingefärbt wurde, wird *nicht* im Bioladen oder Reformhaus angeboten.
- Vollrohrzucker(Bioladen), Ursüße (Reformhaus) ist aus getrocknetem und gemahlenem Zuckerrohrsaft und eignet sich nicht für Toffees, Candys oder Krokant.
- Rohrohrzucker wird aus kristallisiertem, unraffiniertem Zuckerrohrsaft gewonnen. Er ist geeignet für die Herstellung von Toffees, Candys oder Krokant.

Bezug: Bioladen, Reformhaus.

Süßholz

Aus Süßholz *(lat.: Glycyrrhiza glabra)* wird durch Auskochung und Eindickung Lakritze hergestellt. Süßholz schmeckt süß und eignet sich zum Süßen von Tee.
½ TL je Liter Tee etwa 10 Minuten ziehen lassen, und der Tee schmeckt leicht süß.
Sie sollten jedoch nicht zu viel Süßholz verwenden, denn es ist eine Heilpflanze mit stark entzündungshemmender und blutdrucksteigernder Wirkung.
Bezug: Apotheke.

Naschwerk

Zuckerrübensirup

Dieser dunkelbraune Sirup entsteht durch Eindickung von Zuckerrübensaft. Er ist geschmacksintensiv, eignet sich als Brotaufstrich und zum Würzen und Süßen von Süßspeisen. Für den besseren Geschmack lohnt sich hier der Kauf im Bioladen oder Reformhaus.

Mandelsplitter

> *500 g gestiftete Mandeln*
> *200 g Puderzucker (Rohrzucker)*
> *250 g Zartbitterschokolade oder Carobtafel* (Nuxo, Reformhaus)

Die Mandeln für ½ Stunde mit einem feuchten Tuch belegen und anschließend 10 Minuten im Backofen bei 170 °C rösten.
Die Schokolade und den Zucker bei geringer Hitze in einem Topf auf dem Herd schmelzen, die Mandeln einrühren und mit Hilfe zweier Löffel kleine Häufchen formen und auf ein Brot- oder Backpapier nebeneinanderlegen.
Nach dem Erkalten in einer Dose oder einem Glas bevorraten.

Quittenkonfekt

> *500 g Quitten*
> *¼ Tasse Wasser*
> *400 g Rohrzucker oder Agavendicksaft*

Die Quitten waschen, vierteilen und mit einer kleinen Menge Wasser bei aufgelegtem Deckel garen.
Die Masse durch die Flotte Lotte pressen und mehrere Stunden bei geringer Hitze, ohne Deckel, köcheln.
Sobald die Masse zäh geworden ist, den Zucker oder Agavendicksaft dazugeben und etwa ½ Stunde weiter garen, gelegentlich umrühren.
Sobald die Masse wieder zäh ist, auf ein Backblech streichen und mehrere Stunden an der Luft trocknen lassen.
Die feste Masse läßt sich jetzt in Stücke schneiden und hält sich mehrere Wochen in einer luftdichten Dose.

Rezeptteil

Krokant

Zunächst den Zucker in einer Pfanne auflösen. Vorsicht, er wird sehr heiß. Dabei ständig rühren, bis er flüssig ist.
Kerne oder Saat dazugeben und so lange weitergaren, bis eine cremige Masse entsteht. Dabei ständig rühren, denn es brennt schnell an und wird dadurch bitter.
Die heiße, cremige Masse mit einem langen Messer auf einem großen Holzbrett dünn verstreichen. Dabei ist es hilfreich, wenn man ein zweites kleines Messer zusätzlich hat, um das große damit sofort zu reinigen.
Die ganze Aktion muß schnell gehen, ist klebrig und heiß, aber durchaus lohnend, denn der Geschmack ist köstlich.
Nach dem Erkalten läßt sich das Ganze in Stücke brechen. In einer Dose oder einem Beutel kann man es mehrere Monate bevorraten.

Sesamkrokant mit Zucker

1 Tasse Rohrzucker
1 Tasse Sesamsaat

Müslikrokant

2 Tassen Rohrzucker
½ Tasse Sesamsaat
½ Tasse Sonnenblumenkerne
½ Tasse Rosinen
½ Tasse Mandelsplitter

Haferkrokant

2 Tassen Rohrzucker
2 Tassen Hafer
1 Messerspitze Bourbon-Vanille

Kandierte Mandeln

> ½ Tasse Rohrzucker
> 2 Tassen Mandeln

Die Mandeln mit heißem Wasser überbrühen, das Wasser weggießen und die Schalen abstreifen.
Den Zucker in einer heißen Pfanne auflösen, dabei ständig rühren und die Mandeln dazugeben.
Den Herd ausstellen, die Mandeln weiter rühren, bis sie klebrig werden, auf ein Backpapier gießen und erkalten lassen. Die Mandeln lassen sich jetzt trennen.

Sesamkrokant mit Agavendickaft

> 100 g Agavendicksaft
> 100 g Sesamsaat

Den Agavendickaft 10 Minuten ohne Deckel köcheln, Sesam einrühren, den Herd ausstellen und unter ständigem Rühren weitere 2–3 Minuten garen.
Die heiße Masse auf ein Backpapier oder ein Holzbrett streichen, erkalten lassen und in Stücke brechen.

Toffees und Candys

Beim Herstellen hat man zwischendurch das Gefühl, aus der Küche laufen zu müssen, doch die Mühe lohnt sich. Kleine Kinder sollten auf keinen Fall ohne Aufsicht Toffees oder Candys herstellen, denn die Masse ist sehr heiß und würde, sollten die Kinder sich etwas übergießen, am Körper festkleben.
Das Herstellungsverfahren ist bei allen unten genannten Rezepten gleich:

Das Werkzeug:
- kleiner Kochtopf ohne Deckel
- Schneebesen
- Kochlöffel oder Pfannenheber, aus Holz oder Metall
- Backpapier auf einem Holzbrett oder Teller
- 1 Messer

Rezeptteil

- 1 saubere Schere
- trockenes Glas mit Deckel für die fertigen Candys oder Toffees

Die Herstellung:
- Agavendicksaft 10 Minuten köcheln; je länger, desto fester werden die Süßigkeiten, oder Zucker im Topf unter ständigem Rühren auflösen.
- Gewürze oder Nußmus unterrühren;
- Weinsteinbackpulver mit einem Schneebesen einrühren;
- vom Herd nehmen bevor die Masse anbrennt und diesen ausschalten;
- mit dem Pfannenheber rühren, bis die Masse anfängt, am Topfrand zu kleben.
- Die Masse auf das Backpapier gießen. Vorsicht, sie ist sehr heiß!
- Damit die Ränder nicht hart werden, mit einem Messer die Masse von außen nach innen streichen, bis sie soweit abgekühlt ist, daß sie sich anfassen läßt.
- Die Masse vom Papier pulen, in die zuvor gereinigten und getrockneten Hände nehmen, auseinanderziehen, zusammenfalten, auseinanderziehen, zusammenfalten usw., bis die Masse zäh und lauwarm wird.
- Eine Wurst rollen, kneten oder ziehen und diese mit der Schere in kleine Stücke schneiden.
- Die geschnittenen Stücke in ein Glas geben, Trennmittel dazugeben, das Glas verschließen und schütteln, denn das Trennmittel muß sich gut verteilen.

Cashewtoffees

200 ml Agavendicksaft
2 gehäufte EL Cashewmus
1 TL Weinsteinbackpulver
1–2 Messerspitze Bourbon-Vanille
Trennmittel: 1 TL Maisstärke

Mandeltoffees

200 ml Agavendicksaft
2 EL Mandel- oder Haselnußmus
1 TL Weinsteinbackpulver
1 TL Zimt (je nach Geschmack)
Trennmittel: 1 TL Maisstärke

Naschwerk

Zimtcandys

100 ml Agavendicksaft
1 EL Zuckerrübensirup
½ TL Zimt
1 gestrichener TL Weinsteinbackpulver
Trennmittel: 1 TL Maisstärke

Lakritzcandys

100 ml Agavendicksaft
1 TL Lakritzpulver (Adresse im Anhang)
1 gestrichener TL Weinsteinbackpulver

Vanillecandys

1 EL Zuckerrübensirup
100 g Rohrzucker
1 Messerspitze Bourbon-Vanille
40 ml Reisdrink
1 gestrichener TL Weinsteinbackpulver

Zitronencandys

100 g Rohrzucker
50 ml Zitrone
1 gestrichener TL Weinsteinbackpulver

Cashew - Zucker -Toffees

100 g Rohrzucker
1 EL Cashewmus
1 gestrichener TL Weinsteinbackpulver
Gewürze nach Geschmack

Schokotoffees

100 g Agavendicksaft
2 Riegel Zartbitterschokolade oder Carobtafel
1 Messerspitze Bourbon-Vanille
1 gestrichener TL Weinsteinbackpulver

Rezeptteil

Die Schokolade oder die Carobtafel in der fast fertige Toffeemasse schmelzen und einrühren.

Schokocandys

> *3 EL Agavendicksaft*
> *½ Tafel Zartbitterschokolade oder Carobtafel*
> *1 EL Cashewmus*

Den Agavendickaft 5 Minuten köcheln, die Schokolade dazugeben, das Cashewmus einrühren und auf einem Backpapier flach ausbreiten.
Nach dem Erkalten in Stücke brechen und in einem Glas bevorraten.

Kandierte Nüsse

> *50 ml Agavendicksaft*
> *100 g ganze Nüsse ohne Schale nach Wahl*

Den Agavendicksaft etwa 7–10 Minuten köcheln, die Nüsse dazugeben und verrühren.
Die Masse auf einem Backpapier verteilen, erkalten lassen und in Stücke brechen.

Cashew-Schokolade

> *4 Riegel Zartbitterschokolade*
> *2–3 EL Cashewmus*

Die Schokolade in einem Topf vorsichtig schmelzen, das Nußmus unterrühren und die Masse auf einem Backpapier verteilen.
Nach dem Erkalten haben Sie eine der Milchschokolade ähnlich schmekkende Köstlichkeit.

Popcorn puffen

> *Popcornmais* (Reformhaus, Bioladen)
> *Zucker oder Salz*

Naschwerk

Den Mais in einen Kochtopf mit Deckel bodenbedeckend streuen, den Topf auf den Herd stellen und bei aufgelegtem Deckel den Mais puffen lassen.
Wenn es leise wird, sind alle Maiskörner gepufft und der Topf muß von der Herdplatte genommen werden.
Das Popcorn je nach Geschmack in heißem Zustand süßen oder salzen.

Manuelas Schokolade

3 Blatt weiße Gelatine (Achtung: nicht tiereiweißfrei)
7 EL Wasser
30 g Puderzucker
30 g Kakaopulver (oder Carob mit weniger Wasser)
25–30 g gehackte Nüsse nach Wahl

Die Gelatine im Wasser einweichen, Puderzucker und Kakao mit einem Sieb dazustreuen, verrühren und die Nüsse dazugeben.
Die Masse ½ cm dick auf eine Klarsichtfolie streichen, erkalten lassen und in Stücke brechen.

Gepuffte Reisnudeln

Reisnudeln (Asienläden)
Bratöl (z. B. Raps- oder Erdnußöl)
Kräutersalz oder Zucker

Einen kleinen Kochtopf etwa 3–5 cm mit Bratöl füllen und erhitzen.
In das heiße Öl eine kleine Menge Reisnudeln streuen und nach wenigen Sekunden mit einer Gabel die gepufften Reisnudeln aus dem Topf holen.
Schmeckt gesalzen oder gesüßt als Nascherei oder pur als Suppenbeilage anstelle von gekochten Nudeln.

Manuelas Kekse

150 g laktosefreie Margarine
170 g Dinkelmehl
40 g Zucker
1 Prise Salz

Aus den Zutaten einen Teig kneten, in eine Klarsichtfolie wickeln und für 2 Stunden kalt stellen.
Den Teig auf einer bemehlten Arbeitsfläche dünn ausrollen, Kekse ausstechen, auf einem Backblech verteilen und bei 180 °C etwa 15 Minuten backen.

Halva

1 Teil Sesammus (Tahin)
1 Teil fester Honig

Beide Zutaten vermischen und nach Geschmack mit Zitrone essen.

Brot, Brötchen und Knäcke

Grundrezept Brot

500 g Vollkornmehl
ca. 450 ml Wasser
20 g Trockenhefe (Reformhaus, Bioladen)
20 g Trockensauerteig (Reformhaus, Bioladen)
1 EL Salz

Alle Zutaten in eine Schüssel geben, mit den Knethaken eines Mixers bearbeiten, bis der Teig Blasen schlägt.
Die Schüssel mit einem Tuch abdecken, den Teig 1 Stunde aufgehen lassen und erneut kneten.
Bei Roggenmehl den Teig in eine Kastenform füllen und bei Weizenmehl einen Brotlaib formen. Den Teig anschließend nochmals etwa ½ Stunde gehen lassen und im vorgeheizten Ofen bei 200 °C etwa 70–80 Minuten backen. Das Brot ist fertig, sobald es beim Beklopfen des Bodens hohl klingt.
Statt durch Trockensauerteig kann der leicht saure Geschmack auch mit 1 Teelöffel Essig erreicht werden.

Brot aus dem Kühlschrank

500 g Vollkornmehl
etwa 450 ml Wasser
10 g Trockenhefe (Reformhaus, Bioladen)
1 EL Salz

Alle Zutaten in eine Schüssel geben und mit den Knethaken eines Mixers bearbeiten, bis der Teig Blasen schlägt.
Die Schüssel mit einem Tuch abdecken, den Teig mit Mehl bestäuben, 12–15 Stunden im Kühlschrank aufgehen lassen und erneut kneten.
Bei Roggenmehl den Teig in eine Kastenform füllen und bei Weizenmehl einen Brotlaib formen. Den Teig anschließend nochmals etwa 1 Stunde aufgehen lassen und im vorgeheizten Ofen bei 200 °C etwa 70–80 Minuten backen.
Das Brot ist fertig, sobald es beim Beklopfen des Bodens hohl klingt.

Dinkel-Sauerteigbrot

Der Teig läßt sich besonders leicht verarbeiten, da Dinkel einen hohen Klebeeiweißanteil hat.

500 g Dinkelmehl
200 g Dinkelflocken
10 g Trockenhefe
10 g Sauerteigextrakt
1 EL. Salz
etwa 500 ml Wasser
1 Tasse Sonnenblumenkerne
½ Tasse Walnußstücke
½ Tasse Sesamsaat

Dem Mehl und den Flocken je ½ Tasse entnehmen und die restlichen Zutaten, außer den Sonnenblumenkernen, zu einem Teig verkneten, bis er Blasen schlägt.
Den Teig mit dem restlichen Mehl bestäuben und 12–15 Stunden im Kühlschrank aufgehen lassen.
Kurz vor dem Backen den Teig erneut kneten, die restlichen Flocken, die Walnußkerne und die Sonnenblumenkerne zum Schluß einkneten, aber so, daß einige Kerne und Flocken außen am Teig bleiben.

Rezeptteil

Mit den Händen einen Brotlaib formen und 15 Minuten im noch kalten Ofen gehen lassen. Danach den Ofen auf 200 °C stellen und das Brot 60–70 Minuten backen.

Dinkel-Sonnenkern-Brot im Backautomat

410 g Dinkelmehl
300 ml Wasser
4–6 g Salz
4 g Zucker
15 g laktosefreie Margarine
5 g VITAM Brotgewürz (Reformhaus)
1 Tüte VITAM-Instant-Hefe (Reformhaus)
100 g Sonnenblumenkerne

Zunächst das Wasser und dann alle anderen Zutaten in den Backautomat füllen und einschalten.
Der Teig kann auch mit dem Handmixer zubereitet werden. Er sollte nach dem Kneten 1 Stunde aufgehen und nach erneutem Kneten in einer Kastenform bei 200 °C etwa 70–80 Minuten gebacken werden.

Haselnußbrot

180 ml kaltes Wasser
20 g Frischhefe
1 EL granoVita-Ursüße (Reformhaus)
1 TL Vollmeersalz
300 g Weizenmehl
50 g geriebene, geröstete Haselnüsse
30 g granoVita-Haselnußmus (Reformhaus)

In einer Rührschüssel die Hefe, das Salz und die Ursüße in dem Wasser auflösen.
Das Mehl untermischen, den Teig gut durchkneten und 15 Minuten aufgehen lassen.
Das Haselnußmus und die Nüsse einarbeiten, erneut 5 Minuten aufgehen lassen, einen Laib formen, auf ein gefettetes Backblech legen und im vorgeheizten Ofen bei 200 °C etwa 20 Minuten backen.

Vollkornbrötchen

Da der Teig am Vortag gemacht wird und über Nacht im Kühlschrank aufgeht, sind die Brötchen sehr gut für das sonntägliche Frühstück geeignet.

250 g Weizenvollkornmehl
250 g Dinkelvollkornmehl
10 g Trockenhefe (Bioladen, Reformhaus)
1 EL Salz
450 ml Wasser
½ Tasse Dinkelflocken
½ Tasse Sonnenblumenkerne
½ Tasse Sesam

Mehl, Trockenhefe, Salz und Wasser zu einem Teig verkneten, bis der Teig Blasen bildet. Den fertigen Teig im Kühlschrank 12–15 Stunden gehen lassen.
Danach den Teig kurz kneten und zu einer dicken Wurst drehen. Mit einem scharfen Messer kinderfaustgroße Stücke abschneiden und diese zu Kugeln formen. Dabei die Flocken, die Sonnenblumenkerne und den Sesam einkneten.
Die Teigkugeln auf einem mit Backpapier belegten Blech verteilen, mit einem scharfen Messer einritzen und etwa 15 Minuten gehen lassen.
Danach den Ofen auf 200 °C einschalten. Etwa 30–50 Minuten backen.

Picknickbrötchen

500 g Weizenmehl Typ 550
100 g laktosefreie Margarine
1 Tüte i-VITAM Instant-Hefe (Reformhaus)
1 TL Meersalz
1 TL Honig
¼ Liter lauwarmes Wasser
zum Bestreichen: Mehl und Wasser
Sesam, Mohn, Kümmel (je nach Geschmack)

Alle Zutaten vermischen, mit dem Knethaken eines Mixers zu einem Teig verarbeiten und an einem warmen Ort 1 Stunde aufgehen lassen.
Den Backofen auf 225 °C vorheizen, 12 kleine Kugeln formen und ne-

beneinander auf ein mit Backpapier ausgelegtes Blech legen. Die Oberfläche mit Mehlwasser bestreichen, mit Samen bestreuen, kreuzweise einschneiden und erneut 15 Minuten aufgehen lassen.
Das Blech in den Ofen schieben, diesen auf 200 °C herunterschalten und die Brötchen 15–20 Minuten backen.

Haralds Sesamknäcke

300 g Weizenvollkornmehl
150 g Weizenschrot
3 EL Sonnenblumenöl
2 TL Salz
250 g Sesamsaat
250 ml Wasser

Mehl, Schrot und Salz mischen, portionsweise in das zuvor erhitzte Wasser-Öl-Gemisch geben und zu einem glatten Teig verarbeiten.
Den zugedecken Teig abkühlen lassen, zu einer dicken Wurst formen und Stücke abschneiden, die zu Kugeln geformt werden. Diese Kugeln mit einem Nudelholz oder einer sauberen Flasche flachwalzen und dabei die Sesamsaat einarbeiten.
Die dünnen Fladen auf einem mit Backpapier ausgelegtem Backblech bei 160 °C mit Umluft im Backofen etwa 15 Minuten backen bzw. trocknen.

Knäckebrot

300 g Dinkel- oder Roggenmehl
1 TL Salz
etwa 50 g laktosefreie Margarine
200 ml Wasser

Alle Zutaten zu einem Teig verarbeiten, Kugeln formen, mit einem Nudelholz oder einer Flasche kleine Fladen auswalzen und auf ein Backblech legen. Bei 180 °C etwa 15 Minuten backen.

Pikante Brotaufstriche

Kräuteravocado

1 Avocado
¼ TL Zitrone
½ TL Kräutersalz
1 Prise Salz
¼ Tasse frische Gartenkräuter, kleingeschnitten

Die Avocado halbieren, entkernen, auslöffeln, das Fruchtfleisch mit einer Gabel zerdrücken und mit den restlichen Zutaten verrühren.
Schmeckt köstlich auf Brot und als kleine Leckerei zum Salat oder als Vorspeise.

Herzhafter Grünkernaufstrich

100 g Grünkern (Bioladen, Reformhaus)
250 g granoVita Räuchertofu (Reformhaus)
50 g feingehackte Zwiebeln
Kräutersalz
1 Prise Rosmarin
50 g laktosefreie Margarine
1 Stange frischer Lauch

Den Grünkern in Wasser mit Kräutersalz garen, abkühlen lassen und mit Tofu, Hefeextrakt und Rosmarin pürieren.
Die Zwiebeln in Margarine braten und unter die Masse geben.
Den feingeschnittenen Lauch unterrühren und nochmals mit Kräutersalz abschmecken.

Spiegelei-Ersatz aus Lopino

Lopino ist schon gar, muß also nicht lange gebraten werden. Der Brotaufstrich, wie er unten beschrieben wird, schmeckt auch als Beilage zu Pellkartoffeln – eine gute Alternative zu Pellkartoffeln mit Quark.

> *1 Packung Lopino, neutral* (Bioladen)
> *3 mittlere Zwiebeln*
> *¼ Tasse Olivenöl*
> *½ TL Kräutersalz*
> *½ TL Paprika, mild*
> *1 Prise Paprika, scharf*

Die Zwiebeln mit Salz im Olivenöl glasig braten.
Das Lopino mit kaltem Wasser abwaschen, kleinschneiden und 3–5 Minuten mitbraten.
Erst kurz vor dem Servieren nach Geschmack mit Paprika würzen und noch warm auf Brot essen.

Kaperntofubelag

> *100 g Packung Tofu, neutral* (Bioladen, Reformhaus, Asienladen)
> *¼ Tasse Sojatrunk*
> *3–5 EL Kapern in Olivenöl* (Rapunzel, Bioladen)
> *1 Prise Salz*

Den mit Wasser abgespülten Tofu mit einem Handmixer zerkleinern.
Die Kapern mit einer Gabel zerdrücken und mit dem Tofu verrühren.
Etwas Sojatrunk dazugeben, damit der Aufstrich cremiger wird. Mit Salz abschmecken und im Kühlschrank aufbewahren.

Kichererbsenaufstrich

100 g Kichererbsen (Bioladen, Reformhaus)
2 Tassen Wasser
3 EL Sesamöl
4 EL Sesammus (Tahin) (Bioladen, Reformhaus)
1 EL Sojasoße
4 EL Zitronensaft
100 g Tofu, neutral oder geräuchert
Salz

Die Kichererbsen im Wasser garen.
Mit Hilfe eines Mixers zusammen mit den restlichen Zutaten zu einer Paste vermischen und mit Salz abschmecken.

Schnittlauch

Schnittlauch
Kräutersalz

Frischer oder gefrorener, kleingeschnittener Schnittlauch, mit Kräutersalz gewürzt, schmeckt sehr gut auf einem Margarine- oder Nußmusbrot. Einfach das Brot mit der Margarineseite in den geschnittenen Schnittlauch drücken. Der Schnittlauch bleibt haften.

Tomatenscheiben

Frische Tomaten auf Brot sind ein köstlicher Belag. Achten Sie aber dabei auf die Qualität der Tomaten. Der Kauf im Bioladen lohnt sich, denn diese Tomaten haben besonders viel Aroma.

Frische Tomaten
Kräutersalz
Oregano

Die Tomaten in dünne Scheiben schneiden, salzen und je nach Geschmack mit zwischen den Händen feingeriebenem Oregano bestreuen.
Möglichst etwa 1 Stunde einziehen lassen und auf Margarine- oder Nußmusbrot essen.

Rezeptteil

Tomaten

Cocktailtomaten
Kräutersalz

Die Tomaten halbieren, mit Salz würzen, ziehen lassen und auf Margarine- oder Nußmusbrot essen.

Gebratene Zwiebeln

Zwiebeln
Salz
Olivenöl

Die halbierten, geschälten Zwiebeln mit einem scharfen Messer (denn dann gibt es weniger Tränen) in Scheiben schneiden und im gesalzenen Olivenöl braten. Das Salz im Öl ist wichtig, denn dann werden die Zwiebeln glasiger und brennen nicht so schnell an.
Dieser Brotbelag schmeckt warm am besten.

Hefeflockenaufstrich

30 g feingehackte Zwiebeln
60 g laktosefreie Margarine
20 g VITASAN - Hefeflocken (Reformhaus)
1 Prise Majoran (nach Geschmack)

Die Zwiebeln in der Margarine bräunen, mit VITASAN-Hefeflocken und Majoran abschmecken.
Beim Abkühlen im Kühlschrank gelegentlich umrühren, damit sich nichts absetzt. Falls die Masse zu fest ist, etwas Wasser hinzugeben.

Pikante Brotaufstriche

Kräutermargarine

1 EL laktosefreie Margarine
1 TL VITAM R (Reformhaus)

Beide Zutaten vermischen und unter Tomaten oder frischen Gurken auf Brot essen.

Mandel-Knoblauch-Aufstrich

100 g Mandelmus
2–3 Knoblauchzehen
Salz
Pfeffer

Die Knoblauchzehen mit einer Gabel zerdrücken, mit dem Mandelmus mischen und mit Salz und Pfeffer abschmecken.

Aubergine-Aufstrich

1 Aubergine
1 Zwiebel
4 EL Olivenöl
Salz

Die Aubergine im Backofen backen, bis die Schale dunkel wird und verbrannt ist.
Die Schale abziehen, mit den übrigen Zutaten vermischen und mit Salz abschmecken.

Rezeptteil

Süße Aufstriche

Aprikosenaufstrich

> *200 g getrocknete, ungeschwefelte Aprikosen* (Bioladen, Reformhaus)
> *¼ Liter ungesüßter Apfelsaft* (Bioladen, Reformhaus)
> *1 EL Zitronensaft*
> *1 TL Honig*
> *1 gehäufter EL VITAM Honigsüße Hefeflocken* (Reformhaus)

Die Aprikosen heiß waschen, grob hacken und mit dem Apfelsaft unter ständigem Rühren köcheln, bis die Flüssigkeit verdampft ist.
Die Masse pürieren, die Hefeflocken unterrühren und mit Honig und Zitronensaft abschmecken.

Trockenobstaufstrich

> *1 Tasse kleingeschnittenes Trockenobst*
> *½ Tasse Nüsse*
> *Agavendicksaft oder Honig* (Bioladen, Reformhaus)
> *Zitronensaft*

Das Trockenobst mit Wasser bedecken, ein paar Stunden einweichen, zusammen mit den Nüssen pürieren und mit Zitronen- und Agavendicksaft oder Honig abschmecken.

Schokocreme

> *2 EL Agavendicksaft, Apfeldicksaft oder Honig*
> *½ Zartbitterschokolade*
> *3–4 EL Nußmus*

Die Schokolade in einem Topf auflösen, vom Herd nehmen, das Nußmus unterrühren, mit Agavendicksaft oder Honig abschmecken und in ein Glas füllen.

Cashew-Agavendicksaft

3 EL Cashewmus
1 TL Agavendicksaft, Ahornsirup oder Honig
1 Banane

Das Cashewmus oder ein anderes Nußmus mit dem Agavendicksaft verrühren, auf ein Margarinebrot schmieren und mit Bananenscheiben belegen.

Fruchtaufstrich

½ Banane
1 Tasse Erdbeeren oder 2 Kiwis
1 EL Agavendicksaft oder Honig
1 TL Johannisbrotkernmehl

Alle Zutaten im MIxer pürieren und bald auf Brot verzehren.

Vorspeisen

Gundulas Kürbiscreme

1 kleiner Hokkaidokürbis (Bioladen, Markt)
1 Tasse Wasser
1 Stange Lauch
Shoyu-Sojasoße
Salz nach Geschmack

Den Kürbis schälen, in Stücke schneiden, mit etwas Wasser garen und pürieren.
Den Lauch in dünne Scheiben schneiden und zusammen mit dem Kürbismus kochen, dabei häufig rühren.
Kurz vor dem Servieren mit Sojasoße abschmecken.
Schmeckt gut zu frischen Brötchen.

Rezeptteil

Gundulas Pilz-Seitan-Vorspeise

>350 g frische Champignons
>350 g Seitan (Bioladen) (nicht bei Weizenallergie!)
>4 EL Oliven- oder Rapsöl
>1 TL Kuzu oder Pfeilwurzelstärke (Bioladen, Reformhaus)
>¼ Tasse Wasser
>1 EL Basilikum, nach Geschmack
>Salz nach Geschmack

Champignons und Seitan kleinschneiden und im Öl dünsten.
Kuzu oder Pfeilwurzelstärke im Wasser auflösen, kurz mitkochen, bis die Soße klar wird, und mit Basilikum und Salz abschmecken.

Gundulas Arumétaschen

>300 g Dinkelmehl
>etwa 250 ml Wasser
>Meersalz
>Sesamöl
>½ Tüte Aramé-Algen (Bioladen)

Die Algen etwa 20 Minuten in Wasser kochen und abtropfen. Sie entwikkeln einen süßlichen Geruch, wenn sie gar sind.
Aus Mehl, Wasser, Salz und Sesamöl einen festen Teig herstellen, auf einer bemehlten Arbeitsplatte flach ausrollen und in handtellergroße Quadrate schneiden.
Jeweils in die Mitte der ausgerollten Quadrate einen Algenhaufen legen, die Taschen zuklappen und mit einer Gabel den Rand festdrücken.
Die Taschen auf ein Backblech legen und bei 180 °C goldgelb backen.

Vorspeisen

Rohkostsalat

½ Eisbergsalat
1 Fenchelknolle
1 Apfel
2 große Karotten
Salatsoße:
1 Apfel
1 Birne
1 kleine Karotte
3 EL gutes kaltgepreßtes Speiseöl
2 EL guter Essig oder 3 EL Zitrone
½ TL Salz
1 TL Honig, Agavendicksaft oder Ahornsirup (Bioladen, Reformhaus)
1 Tasse Reisdrink

Salat, Fenchel, Apfel und Karotten kleinschneiden und in eine Schüssel geben.
Für die Soße einen Apfel, die kleine Karotte und die Birne reiben und mit Reisdrink, Essig und Öl anreichern. Die Soße mit Salz und Honig abschmecken und mit dem Salat verrühren.

Avocadosalat

1 Avocado
1 kleiner Eisbergsalat
1 Apfel
Salatsoße:
1 Avocado
1 Bund Petersilie
1 Bund Dill
2 Bund Schnittlauch
2 EL Nußmus
2 EL gutes kaltgepreßtes Speiseöl (z. B. Kürbiskernöl)
2 EL Balsamessig
1 Tasse Reisdrink oder Sojatrunk
Kräutersalz nach Geschmack
½ Tasse Sonnenblumenkerne

Die Avocado auslöffeln und kleinschneiden, den Apfel entkernen und würfeln, den Eisbergsalat kleinschneiden und alles vermengen.
Für die Soße eine weitere Avocado zerdrücken, die Kräuter kleinhacken und zusammen mit dem Essig, Öl und Nußmus verrühren.
Die Soße mit Salz abschmecken und mit dem Salat verrühren.
Die Sonnenblumenkerne in einer Pfanne ohne Fett rösten und über den Salat streuen.

Reis in Weinblättern

In türkischen und arabischen Geschäften gibt es *Dolmades, Reis in Weinblättern*, in Dosen oder frisch zubereitet. Fragen Sie nach der Sorte ohne Käse. Sie bestehen im wesentlichen aus Reis, der in Weinblätter eingewickelt ist, und Olivenlöl.
Sie schmecken kalt oder kurz im Backofen angewärmt.

Gegrillte Tomaten

    4 große Fleischtomaten
    1 Tasse Weißwein
    4 EL Olivenöl
    1 Messerspitzen Knoblauchpulver
    1 TL Basilikum
    2 TL Kräutersalz

Den Tomaten einen „Deckel" abschneiden, mit einem kleinen Löffel etwas Fleisch entnehmen und alle 4 in einen Topf stellen. Der Topf sollte so klein sein, daß sie festklemmen.
Den Weißwein dazugießen, die Tomaten mit Salz, Knoblauchpulver und Basilikum würzen, mit Olivenöl beträufeln, den Tomatendeckel auflegen und auf der Herdplatte mit geschlossenem Topfdeckel etwa 20–30 Minuten garen.

Vorspeisen

Gegrillte Auberginen

> 2 große Auberginen
> Kräutersalz

Die Auberginen auf dem Gartengrill oder im Backofen grillen, bis sie von außen verbrannt und innen weich sind.
Die Schale abziehen und mit Kräutersalz servieren.

Gegrillte Zucchini

> 1 große Zucchini
> 1 große Tomate
> 1 EL Basilikum
> 1 EL Oregano
> ½ TL gemahlener grüner Pfeffer
> 3 EL Olivenöl
> 1 TL Kräutersalz
> 1 TL Knoblauchpulver

Die Zucchini halbieren, entkernen und mit der Aushöhlung nach oben auf ein Backblech legen.
Die Tomate kleinschneiden und mit Gewürzen, Knoblauchpulver und Salz anreichern. Die Tomatenstücke in die Zucchini füllen und in den Ofen schieben. Je nach Größe bei 180 °C 40–60 Minuten garen.

Gegrillte Champignons mit Oliven

> 10 große Champignons
> 10 schwarze Oliven in Olivenöl (Bioladen)
> 2 Zwiebeln
> 2 EL Olivenöl
> Salz, Pfeffer
> 2 Knoblauchzehen

Die Champignons etwas aushöhlen, die Oliven entkernen, kleinschneiden und mit dem kleingeschnittenen Inneren der Pilze vermischen.
Zwiebeln und Knoblauch ebenfalls kleinschneiden, anbraten, mit der Oli-

ven-Pilz-Paste vermischen, salzen, würzen und in die Champignons füllen.
Die so gefüllten Pilze auf einem Backblech verteilen und im Backofen, je nach Größe der Pilze, etwa 30 Minuten bei 180 °C backen.

Gefüllte Champignons

    4 große Champignons (250 g)
    1 große Zwiebel
    2 Knoblauchzehen
    30 g Vitasieg Margarine (Reformhaus)
    4 EL Weißwein
    150 g SojaCremig (Reformhaus)
    Salz, Pfeffer, gehackte Kräuter

Die Champignons aushöhlen, und das Innere der Pilze, zusammen mit Zwiebeln und Knoblauch, in der Margarine dünsten und mit Weißwein ablöschen, sobald die Zwiebeln glasig sind.
Anschließend SojaCremig hinzufügen, mit Salz, Pfeffer und Kräutern stark würzen, in die Champignons füllen und bei 200 °C etwa 30 Minuten im Ofen überbacken.

Suppen

Lauchrahmsuppe

    500 g Lauch/Porree
    150 g Zwiebeln
    2 Knoblauchzehen
    6 EL Vitaquell Sesamöl (Reformhaus)
    100 g Vollkornreis
    1 ¼ Liter Frugola Gemüsebrühe (Reformhaus)
    ¼ Liter Vitaquell Sojatrink (ohne Zucker oder Salz) oder Bio ReisDrink (Reformhaus)
    200 g Vitaquell SojaCremig oder ReisDrink und 2 EL Cashewmus (Reformhaus)
    Salz, Pfeffer, Muskat

Suppen

Lauch und Zwiebeln im gesalzenen Sesamöl dünsten, den Reis kurz mitdünsten, mit Brühe und SojaDrink ablöschen und etwa 30–45 Minuten köcheln, bis der Reis gar ist.
Die Suppe durch ein Sieb streichen, SojaCremig unterrühren und mit Salz, Pfeffer und Muskat abschmecken.

Schnelle Karottensuppe

> *1 Flasche Karottensaft* (Völkel, Bioladen), (Rabenhorst, Reformhaus)
> *½ Tüte Kartoffelbreipulver* (Bruno Fischer, Bioladen)
> *1 EL Würzl* (Bioladen)
> *Salz nach Geschmack*
> *2 EL Cashewmus*
> *1 TL geriebener Ingwer nach Geschmack*

Den Saft erwärmen, mit Kartoffelbreipulver eindicken und mit Salz und Würzl abschmecken.
Das Cashewmus einrühren und je nach Geschmack geriebenen Ingwer dazugeben.
Die Suppe darf nicht lange kochen, ist also in wenigen Minuten servierfertig.

Kürbissuppe

> *1 Hokkaido-Kürbis* (Bioladen, Markt)
> *etwa ¼ Liter Weißwein oder Wasser*
> *1 EL Kräutersalz*
> *1 TL grüner Pfeffer*
> *3 EL Cashewmus*

Den Kürbis halbieren, entkernen, auf die Schnittfläche legen und mit einem scharfen Messer die Schale abschnitzen.
Den Kürbis in Stücke schneiden, im Weißwein etwa 15–20 Minuten garen und pürieren. Die Flüssigkeitsmenge richtet sich nach der Größe des Kürbis und kann variiert werden.
Die pürierte Suppe mit Salz und Pfeffer abschmecken und mit Cashewmus anreichern.

Rezeptteil

Gemüsesuppe

1 Bündel Suppengemüse (Gemüsabteilung im Lebensmittelhandel)
1 Liter Wasser
2 Würfel Würzl oder Würziger Würfel (Bioladen*)*
etwa 50 g Reisnudeln (Asienladen)
½ Tasse Bratöl (z. B. Erdnußöl, Olivenöl oder Rapsöl)

Das Suppengemüse kleinschneiden und im Wasser zusammen mit dem Brühwürfel garen.
Die Reisnudeln im heißen Fett puffen. Dafür das Fett in einem kleinen Topf erhitzen, die Reisnudeln etwa eßlöffelweise einstreuen und mit einer bereitgelegten Gabel nach wenigen Sekunden aus dem Öl holen.
Die fertigen Reisnudeln in eine große Suppenschüssel legen und bei Tisch die Suppe darübergießen. Wenn es leise im Raum ist, hört man es knistern.

Quinoa-Mangold-Suppe

1 Tasse Quinoa (Bioladen, Reformhaus)
1 Liter Wasser
2 Würfel Würzl oder Würziger Würfel (Bioladen)
500 g Mangold
2 Zwiebeln
5 Knoblauchzehen, nach Geschmack
5 EL Olivenöl
Kräutersalz

Zwiebeln und Knoblauch im Öl anbraten und mit dem Wasser ablöschen. Die Brühwürfel dazugeben, Mangold kleinschneiden und zuerst die festen Stiele mitkochen.
Quinoa einstreuen und zusammen mit den zarten Mangoldblättern 15 Minuten in der Suppe garen.

Salatsoßen

Avocadosoße

Avocados haben viele Vitamine. Kein Obst – und dazu zählen Avocados – hat so viel Pantothensäure (Pantheol). Dieses Vitamin (früher B_5) hilft gegen erhöhte Blutfettwerte, gestörte Wundheilung und regt die körpereigene Kortisonproduktion an, eine wichtige Funktion gegen Entzündungen und Allergien.
Avocados müssen einen bestimmten Reifegrad erreichen, um den guten Geschmack und das volle Aroma zu entwickeln. Sie müssen butterweich, aber ohne schwarze Stellen sein. Kauft man sie noch fest, so müssen sie bei Raumtemperatur ein paar Tage nachreifen. Dieser Prozeß wird beschleunigt, wenn man einen Apfel dazulegt. Im Kühlschrank hält sich die noch nicht reife Avocado ein paar Tage länger. So kaufe ich mehrere Avocados im gleichen Reifezustand, lege ein paar in den Kühlschrank, einige in eine Schale in die Küche und die, die ich bald verarbeiten möchte, in eine Schale mit Äpfeln. So habe ich über eine Woche täglich 1–2 reife Avocados.
Sie schmecken nur als Kaltspeise – gekocht werden sie bitter – mit Salz und Pfeffer oder mit Zucker gesüßt.
Übrigens kann man aus den Kernen schöne Topfpflanzen ziehen: Stecken Sie mehrere Kerne mit der Spitze nach oben in einen Blumentopf. Halten Sie die Erde feucht und gedulden Sie sich. Nach Wochen bis Monaten – jahreszeitabhängig – treiben sie aus.

1 große Avocado
3 EL Salatöl (z. B. Kürbiskernöl)
2 EL Balsamessig (Bioladen)
1 Tasse Reisdrink, Hafertrunk oder Sojatrunk
¼ TL Salz

Die reife Avocado mit einer Gabel zerdrücken und die restlichen Zutaten mit einem Schneebesen unterrühren.

Rezeptteil

Avocado-Obst-Soße

1 Avocado
1 Apfel
1 Birne
2 EL Cashewmus
3 EL Salatöl (z. B. Kürbiskernöl, Sesamöl)
2 EL Balsamessig
2 Tassen Reisdrink, Hafertrunk oder Sojatrunk
¼ TL Salz

Die reife Avocado mit einer Gabel zerdrücken, den Apfel und die Birne reiben und mit den restlichen Zutaten vermischen.

Avocado-Kräuter-Soße

2 Avocados
1 Tasse frische Gartenkräuter
3 EL Salatöl
2 EL Essig (z. B. Balsamessig)
¼ TL Salz oder Kräutersalz
1 Tasse Reisdrink, Hafertrunk oder Sojatrunk

Die Kräuter kleinhacken, die Avocado mit einer Gabel zerdrücken und alle Zutaten miteinander vermischen.

Nußsoße

3 EL Salatöl (z. B. Walnußöl, Kürbiskernöl, Sesamöl)
2 EL Balsamessig
3 EL Cashew- oder Mandelmus
1 Prise Salz
evtl. etwas Reisdrink, Hafertrunk oder Sojatrunk

Alle Zutaten mit einem Schneebesen verrühren.

Salatsoßen

Öl-Essig-Soße

4 EL gutes Salatöl
2 EL guter Essig (Balsamessig)
1 Prise Salz

Die Zutaten mit einem Schneebesen cremig schlagen.

Obstsoße

4 EL Salatöl
3 EL guter Essig
1 Apfel
1 Birne
1–2 Bananen
1 EL Honig, Ahornsirup oder Agavendicksaft
1 Tasse Reisdrink oder Sojatrunk
½ Tasse Rosinen, je nach Geschmack
¼ TL Salz

Den Apfel und die Birne reiben, die Banane mit einer Gabel zerdrücken und alle Zutaten miteinander verrühren.

VITAM-R-Salatsoße

1 gestrichener TL VITAM-R
3 EL Olivenöl
1 EL Essig
½ TL Kräutersalz

Alle Zutaten mit einem Schneebesen verrühren.

Nüsse und Kerne für Salat

Sonnenblumenkerne
Cashewkerne

Die Kerne ohne Fett in einer Pfanne kurz rösten und dabei ständig rüh-

Rezeptteil

ren, denn sie brennen schnell an. Noch heiß, kurz vor dem Servieren, auf den Salat streuen.

Mandelkerne für Salat

Mandeln mit Schale

Die Mandeln mit heißem Wasser übergießen, nach 3 Minuten das Wasser abgießen und die Schale abstreifen.
Die so geschälten Mandeln in einer Pfanne ohne Fett rösten und über den Salat streuen.

Hauptgerichte

Butterersatz

Abgesehen von laktosefreier Margarine kann man als Ersatz für Butter auch Nußmuse, insbesondere Cashwemus, verwenden.
An jedes Gemüse muß eine kleine Menge Fett, denn die fettlöslichen Vitamine A, D, E und K können sonst nicht vom Körper aufgenommen werden.
Überall dort, wo man Butter oder Margarine an das Essen machen würde, sollten Sie Speiseöle, Nußmus oder beides verwenden. Besonders lecker sind die Sorten Kürbiskern-, Walnuß-, Hanf- und Sesamöl. Sie alle sind *nicht* zum Braten geeignet, denn ihr Anteil an gesunden, zweifach ungesättigten Fetten ist hoch. Leinöl hat einen hohen Gehalt an dreifach ungesättigter Fettsäure und gehört somit zu den gesündesten Speiseölen überhaupt. Zum Braten ist Erdnußöl, spezielles Sonnenblumenöl und Olivenöl geeignet. Rapsöl stammt aus heimischem Anbau und ist ein praktisches Universalöl, denn es ist zum Kurzbraten und für Salat geeignet, zudem ist es gesund. Mehr zum Thema Speiseöle finden Sie in meinem Buch *Heilen, pflegen, kochen mit Speiseölen*, erschienen im Jopp-Verlag, ISBN 3-89698-109-9.

Sahneersatz

Alle Gerichte, die mit Sahne zubereitet werden, bekommen mit Cashewmus einen sahnigen Geschmack. Muß Milch an ein Gericht, so kann man Reisdrink oder Wasser mit etwas Cashewmus verwenden und bekommt einen abgerundeten Geschmack.
Das Cashewmus sollte kurz vor dem Servieren untergerührt werden. Möglichst danach nicht mehr kochen, denn es würde leicht anbrennen, und gesunde Inhaltsstoffe des Cashewmus würden vernichtet werden.
Bezug: Bioladen, Reformhaus

Ei-Ersatz

Verwenden Sie Ei-Ersatzpulver, oder nehmen Sie je Ei etwa 50 ml Sojatrunk oder 1 El Sojamehl und 50 ml Wasser. In vielen Rezepten ist allerdings das Ei nicht wichtig und kann durch Flüssigkeit nach Wahl ersetzt werden.
Bezug von Ei-Ersatzpulver: Reformhaus

Kartoffeln richtig kochen

Etwas mehr Geld bei Kartoffeln zu investieren, lohnt sich auf jeden Fall. Die Qualität der Kartoffeln aus dem Bioladen oder von einem entsprechenden Bauernhof unterscheidet sich oft erheblich von den konventionell angebauten aus dem Lebensmittelhandel.
In Süddeutschland werden mehligkochende und in Norddeutschland festkochende Sorten bevorzugt. Zur Einkellerung eignen sich nur die späten Sorten.
Im Haushaltswarenhandel gibt es Gemüsedünsteinsätze aus Edelstahl. Sie passen in jeden Topf und kosten nur sehr wenig. Mit diesen Metalleinsätzen können Sie Kartoffeln – und natürlich alle anderen Gemüse – ohne direkten Wasserkontakt im heißen Dampf garen. Das heißt, Sie legen die geschälten Kartoffeln in den im Kochtopf stehenden Einsatz. Im Topf dürfen nur 3 cm Wasser sein.
Sobald das Wasser kocht, den Herd auf eine so geringe Temperatur stellen, daß das Wasser gerade noch kocht. Nach 20 Minuten sind die Kartoffeln gar, und Sie gießen keine kostbaren Vitamine in den Ausguß, wie es beim Kochen in Wasser der Fall wäre.
Die Kartoffeln schmecken viel besser und sind gesünder.

Rezeptteil

Kartoffeln grundsätzlich ohne Salz kochen. Denn das Natrium im Salz bindet Kalium in der Kartoffel und zieht so den wertvollen Mineralstoff aus den Kartoffeln und landet mit dem Kochwasser im Ausguß. Kartoffeln also nur entweder vor dem Servieren oder später bei Tisch salzen.

Pellkartoffeln

> *Festkochende Kartoffeln*
> *Kürbiskernöl*
> *Kräutersalz*

Der feine nussige Geschmack des Öls macht Pellkartoffeln mit Kräutersalz und Kürbiskernöl zu einer Delikatesse.

Haralds Kräuterkartoffeln

> *1 kg festkochende Kartoffeln*
> *1 Tasse frische Gartenkräuter*
> *1 Tasse frischen Spinat*
> *1 mittelgroße Zwiebel oder 2 Schalotten*
> *1 EL Senf, scharf oder mittelscharf*
> *1 EL Apfelessig*
> *125 ml Wasser*
> *1 EL Würzl* (Bruno Fischer, Bioladen)
> *100 ml Haselnußöl*
> *1 TL Kürbiskernöl nach Geschmack*
> *Salz, Pfeffer und Kümmel nach Geschmack*

Die Kartoffeln mit Kümmel garen, abpellen und würfeln.
Die restlichen Zutaten kleinschneiden, pürieren und abschmecken.
Die warmen Kartoffeln dazugeben, verrühren und noch warm servieren.

Hauptgerichte

Kartoffelbrei

1 Tüte Kartoffelbrei (Bruno Fischer, Bioladen)
½ Liter Reisdrink oder Sojatrunk
1 EL Cashewmus
¼ TL geriebene Muskatnuß
3 EL gutes kaltgepreßtes Speiseöl

Reisdrink oder Sojatrunk aufkochen, Cashewmus und Muskatnuß mit einem Schneebesen einrühren, den Herd ausschalten und das Kartoffelbreipulver dazugeben.
Noch einmal kurz aufkochen, in eine Schüssel füllen und mit Speiseöl übergießen.

Kartoffelknödel mit Backpflaumen

2¼ Liter Wasser
1 Tüte (½ Packung) Kartoffelknödel (Bruno Fischer, Bioladen)
4–6 getrocknete Backpflaumen

Das Pulver mit einem Schneebesen in einen viertel Liter Wasser einrühren und 10 Minuten quellen lassen.
In der Zwischenzeit die restlichen 2 Liter Wasser zum Kochen bringen. Aus dem Kartoffelpufferteig 4–6 Kugeln formen, jeweils mit dem Daumen eine Kuhle in die Mitte drücken, je eine Backpflaume hineinlegen und den Knödel zukneten.
Die Knödel in das Kochwasser legen, die Hitze so weit herunterschalten, daß es nur noch wenig köchelt. Die Knödel sind fertig, sobald sie oben schwimmen. Die genaue Kochzeit richtet sich nach der Knödelgröße.

Rezeptteil

Frühlingskartoffelsalat

1 kg festkochende Kartoffeln
2 Bund Radieschen
1 große Zwiebel
2 große Gewürzgurken
3 EL Kapern
1 Peperoni
500 g Vitaquell SojaCremig (Reformhaus)
oder 1 Avocado und 250 ml Vitaquell Bio ReisDrink
2 EL Essig
1 EL Senf
Vollmeersalz, Salz, Pfeffer
1 großer Bund Schnittlauch
2 EL Mango-Chutney

Die Kartoffeln mit Schale garen, abkühlen lassen, pellen und in Scheiben oder Würfel schneiden.
Radieschen, Zwiebeln, Gurken, Kapern und Peperoni kleinhexeln, mit der SojaCremig oder der Avocado mit Reisdrink verrühren und mit Salz, Pfeffer, Senf, Essig und Mango-Chutney abschmecken.
Diese Soße mit den Kartoffeln verrühren, den Schnittlauch dazugeben und noch einmal abschmecken.
Der Salat sollte 2 Stunden im Kühlschrank ziehen bevor Sie ihn servieren.

Reis

1 Tasse Reis (je Person)
2 Tassen Wasser
½ TL Salz

Den Reis waschen und in der doppelten Menge Wasser kochen. Dabei den Deckel auflegen, damit das Wasser nicht verdunstet, sondern in den Reis einzieht. Vollkornreis benötigt etwa 40 Minuten Garzeit und weißer Reis, je nach Sorte, 10 Minuten. Besonders lecker ist Basmati- oder Carmarguereis.

Quinoa

1 Tasse Quinoa (je Person) (Bioladen, Reformhaus)
2 Tassen Wasser
½ TL Salz

Quinoa in der doppelten Menge Wasser aufkochen, den Deckel auflegen und den Herd auf kleinste Stufe stellen.
Nach weiteren 15 Minuten ist diese nussig schmeckende Beilage fertig. Messen Sie die Zeit, denn zu lang gekochtes Quinoa schmeckt nicht mehr.

Hirse

1 Tasse Hirse (2 Personen) (Bioladen, Reformhaus)
4 Tassen Wasser
½ TL Salz

Die Hirse vor dem Kochen mit heißem Wasser waschen, da das Fett auf der Schale der Hirse ranzig sein kann.
Die so gereinigte Hirse muß in der 4fachen Menge Wasser etwa 30 Minuten bei geringer Hitze mit aufgelegtem Deckel garen.

Bratlinge diverser Firmen

Die meisten Bratlinge aus dem Bioladen oder Reformhaus sind frei von Ei- und Milchbestandteilen. Schauen Sie auf die Zutaten, und probieren Sie die, deren Zutaten Sie vertragen. Sie sind sehr einfach zuzubereiten und schmecken sehr gut als Beilage. Die Anweisungen finden Sie auf den Packungen. Die meisten Bratlinge können Sie mit Zwiebeln und Knoblauch anreichern.

Rezeptteil

Reisbratlinge

250 g Reisschrot (im Bioladen oder Reformhaus mahlen lassen)
350 ml Wasser
1 Würfel Würzl oder Würziger Würfel (Bioladen)
20 ml Olivenöl
4 EL Sesamsaat
4 EL Sonnenblumenkerne

Das Reisschrot in der Brühe garen, dabei oft umrühren, das Öl dazugeben, etwas abkühlen lassen und 1 cm dicke, handtellergroße Fladen formen.
Die Fladen in Sesamsaat oder Sonnenblumenkernen wälzen, auf ein Backblech legen und bei 200 °C etwa 15 Minuten überbacken.
Zu einem soßenreichen Gemüse servieren.

Kartoffelpuffer mit Zucchini

250 g mehligkochende Kartoffeln
100 g Zucchini
10 g Sibylle-Diät Ei-Ersatz (Reformhaus)
40 ml Wasser
2 El Weizenvollkornmehl
1 TL Salz
Pfeffer, Muskat
Erdnuß- oder Rapsöl

Die geschälten Kartoffeln mittelfein reiben, auf einem Sieb abtropfen lassen und leicht ausdrücken.
Ebenso die Zucchini mittelfein reiben und mit den Kartoffeln vermengen. Zuerst Ei-Ersatz einrühren und dann das Weizenvollkornmehl. Die Masse mit Salz, Muskat und Pfeffer abschmecken und 30 Minuten quellen lassen.
Das Öl in einer Pfanne erhitzen, mit einem Löffel kleine Häufchen in die Pfanne legen, beidseitig goldgelb braten und heiß servieren.

Manuelas Kartoffel-Karotten-Puffer

50 g Karotten
100 g Kartoffeln
1 EL Buchweizenmehl (Reformhaus)
½ TL Biobin, Nestagel, Johannisbrotkern- oder Guarkernmehl
    (Bioladen, Reformhaus)
Kräuter nach Geschmack
Salz
Raps- Oliven- oder Erdnußöl

Die Karotten reiben und in etwas Wasser kurz andünsten.
Die Kartoffeln grob reiben und mit den Karotten vermischen.
Das Verdickungsmittel in die Masse einrühren, mit einem Löffel kleine Häufchen in eine heiße Pfanne mit Öl legen, beidseitig goldgelb braten und heiß servieren. Die Masse darf vor dem Braten nicht lange stehen, sie zieht sonst Flüssigkeit.

Reisnudeln

In Asienläden gibt es Reisnudeln in einer Plastikverpackung mit einem roten Etikett. In der Packung sind 6–8 viereckige Reisstücke. Rechnen Sie pro Person etwa 1 bis 1½ solcher Stücke. Diese Reisnudeln sind preiswert, eifrei, schnell zubereitet, lassen sich gut bevorraten und schmecken vor allem Kindern gut. Sie sind auch bei Getreideallergien geeignet.

1 Stück Reisnudeln (je Person)
½ Liter Wasser
Salz nach Geschmack

Die Reisnudeln 7–10 Minuten im Wasser garen, abgießen und zu Gemüse servieren.
In Asien werden die Nudeln einige Minuten in kaltem Wasser eingeweicht und dann 1 Minute gekocht. Die eingeweichten Nudeln können auch – sofern das Wasser abgegossen wurde – erst nach einiger Zeit gekocht werden.

Rezeptteil

Reisnudeln mit Gemüse

Wenn es schnell gehen muß, sind Reisnudeln mit einem Gemüse, das nur eine kurze Garzeit hat, ideal.

> *Reisnudeln*
> *Wasser*
> *Zucchini, Tomaten, Brokkoli, Chinakohl, Spinat oder Mangold*
> *Salz, Gewürze nach Geschmack oder Brühwürfel, z. B. Würzl*

Die Reisnudeln mit Wasser bedecken, den Herd anschalten, das Gemüse auf die Nudeln schnippeln, das Gewürz darüberstreuen und noch 10–15 Minuten kochen.

Reisnudeln mit Cashewmus

> *1 Stück Reisnudeln* (je Person)
> *1 EL Cashewmus oder ein anderes Nußmus*
> *Wasser*
> *Salz nach Geschmack*

Die Wassermenge sollte so sein, daß die Nudeln bedeckt sind.
In das kochende Wasser Nußmus mit einem Schneebesen einrühren und die Nudeln dazugeben. Ohne Deckel etwa 7–10 Minuten garen. Dabei eventuell mehrfach rühren, denn es brennt leicht an.

Algenreisnudeln

> *etwa 50 g Algen, z. B. Aramé oder Wakamé* (Bioladen)
> *3–4 Stück Reisnudeln* (Asienladen)
> *etwa ¾ Liter Wasser*
> *1 TL Kräutersalz*
> *Sojasoße nach Geschmack*

Wakamé in Stücke schneiden, Aramé so lassen, die Algen waschen und etwa 5 Minuten im Wasser einweichen.
Den Herd einschalten, den Deckel auflegen, 10 Minuten köcheln und die Reisnudeln dazugeben. Mehrfach rühren und nach Geschmack mit Salz und Sojasoße würzen.

Hauptgerichte

Nudeln mit Knoblauch und Reisdrink

>250 g Nudeln nach Geschmack
>Wasser
>1 TL Salz

Soße:
>2 Tassen Reisdrink oder Sojatrunk
>1 EL Knoblauchpulver oder mehrere kleingehexelte Zehen
>1 TL Kräutersalz
>2 EL Nußmus nach Wahl
>2 EL Oliven- oder Kürbiskernöl
>2 Messerspitzen Biobin, Nestagel, Johannisbrotkern- oder Guarkernmehl (Bioladen, Reformhaus)

Die Nudeln im Wasser kochen und abgießen.
Die Soßenzutaten in einem anderen Kochtopf mit einem Schneebesen cremig schlagen, kurz aufkochen und über die Nudeln gießen.

Gemüse im Dünster

Besonders schonend und gesund kann man jedes Gemüse, genau wie Kartoffeln, im Dünster garen. Eine Gemüsesoße, wie später beschrieben, in einem Extratopf zubereiten und kurz vor dem Servieren über das Gemüse gießen.
Statt Soße schmecken auch:

Gebratene Mandeln

>Etwa 5 EL Raps- oder Olivenöl
>¼ TL Salz
>1 Tasse gehobelte Mandeln

Die Mandeln unter ständigem Rühren anbraten und mit dem Öl über das Gemüse geben.

Gemüse in Öl dünsten

Jedes Gemüse läßt sich in Speiseöl dünsten. Geeignete Öle sind Oliven-,

Rezeptteil

Raps- und Erdnußöl. Wenn Sie nur sparsam Öl verwenden, muß eine kleine Menge Flüssigkeit dazugegeben werden. Besonders schmackhaft ist Wein. Einen asiatischen Hauch bekommt Gemüse, wenn Sie Reiswein (Asienladen) verwenden.
In jedem Fall sollte ein Deckel aufgelegt werden. Das Gargut muß häufig gerührt werden. Eine leckere Soße, die zu fast jedem Gemüse paßt und allergenarm ist, läßt sich sehr einfach kochen:

Gemüsesoße

1 Tasse Reismilch oder Sojatrunk
1 EL Nußmus, nach Verträglichkeit
Salz und Gewürze nach Geschmack
1 Messerspitze Guarkernmehl, Nestagel, Biobin (Bioladen, Reformhaus)
oder 3 Messerspitzen Apfelpektin (Natura, Reformhaus)

Alle Zutaten in ein leeres Marmeladenglas füllen, verschütteln, zu dem Gemüse geben und kurz aufkochen.
Oder alle Zutaten mit einem Schneebesen direkt in den Gemüsesud einrühren.

Lauch mit Cashewkernen

3 dicke Lauchstangen
4 EL Rapsöl
Salz nach Geschmack
½ Tasse Cashewkerne oder Walnüsse

Die Lauchstangen in Stücke schneiden, in Öl dünsten, dabei häufig wenden und kurz vor dem Servieren die Kerne einstreuen und kurz mitgaren.

Karotten in Saft

Karotten
Karottensaft
Salz nach Geschmack
Cashewmus oder jedes andere Nußmus

Hauptgerichte

Die Karotten mit dem Saft bedeckt bei aufgelegtem Deckel garen, mit Salz abschmecken und erst kurz vor dem Servieren das Cashewmus einrühren.
Rechnen Sie für 4 Personen etwa 2 gehäufte Eßlöffel Mus. Besonders Kinder mögen dieses milde Karottengericht.

Ingwerkarotten

Ingwer kommt aus Asien und wird hier zunehmend beliebter. Zu kaufen gibt es ihn in gut sortierten Gemüseabteilungen und vor allem in Asienläden. Die Wurzelknolle sieht urig aus, ist preiswert und hält sich im Kühlschrank ein paar Monate.
Ingwer fördert die Produktion von Speichel und Magensaft (für die Verdauung wichtig), verstärkt die Darmbewegung, er wirkt leicht cholesterinsenkend und beugt Reisekrankheit vor.
Seine für den Alltag wichtigste Wirkung ist, daß er Blähungen lindert. Warum also nicht Gemüsegerichte gelegentlich mit Ingwer würzen?

Etwa 50 ml Bratöl (z. B. Erdnußöl)
etwa 500 g Karotten
5–10 Ingwerscheiben
Salz nach Geschmack

Die Karotten in beliebig große Stücke schneiden, von einem Ingwerstück Scheiben abschneiden und gemeinsam im Erdnußöl bei aufgelegtem Deckel garen. Dabei das Gargut häufig wenden.
Vor dem Servieren mit Salz abschmecken und die zuvor gezählten Ingwerscheiben entfernen. Hat man sie nicht gezählt, landen sie sicher auf dem Teller eines Gastes. Zu erkennen ist dies dann an seinem leicht verzogenem Gesicht, denn Ingwer – pur gegessen – schmeckt intensiv und scharf.
Der Ingwer kann auch, statt in Scheiben geschnitten, gerieben werden. Dafür reicht ein Stück, maximal halb so groß wie ein Daumen. Der Ingwer verbleibt dann im Gericht.

Zucchini

Zucchini nur mit Wasser gekocht wäre eine echte Sünde. Nicht nur die Vitamine landen im Kochwasser – und somit im Ausguß –, Zucchini werden auch labberig und verlieren an Geschmack.

Rezeptteil

Zucchini mit Tomatenmark

500 g Zucchini
1 kleines Glas Tomatenmark
5 EL Olivenöl
½ Tasse Wasser oder Weißwein
Salz
Oregano
Rosenpaprika, mild
Rosenpaprika, scharf

Die Zucchini kleinschneiden.
Das Tomatenmark im Olivenöl kurz anbraten und mit Wasser oder Weißwein ablöschen.
Zucchini dazugeben und mit aufgelegtem Deckel garen. Dabei häufig rühren, denn es brennt leicht an. Je weniger Flüssigkeit zugefügt wird, desto besser der Geschmack.
Mit Salz, Paprika und Oregano abschmecken.

Mandelzucchini

500 g Zucchini
etwa 4 EL Raps- oder Erdnußöl
2 große Zwiebeln
1 TL Salz
1 EL Knoblauchpulver
2–3 EL Mandelmus

Die Zwiebeln im Öl mit Salz anbraten, die gewürfelten Zucchini dazugeben und maximal 10 Minuten unter häufigem Rühren garen. Die Zucchini müssen noch Biß haben.
Das Knoblauchpulver einstreuen und das Mandelmus unterziehen.
Schmeckt gut zu Reisnudeln oder Bratlingen.

Hauptgerichte

Brokkoli

1 Strauß Brokkoli
3 EL Erdnußöl
½ TL Salz
1 Zwiebel
½ Tasse Cashewkerne

Die Zwiebel im salzigen Öl anbraten, Brokkoli in kleine Stücke schneiden und mit aufgelegtem Deckel, bei häufigem Wenden garen.
Kurz vor dem Servieren die Cashewkerne mitbraten, bis sie hellbraune Stellen haben. Schmeckt gut zu Kartoffelbrei.

Tomatensoße

Wichtig bei dieser Soße ist die lange Kochzeit, denn Tomaten schmecken nur, wenn sie entweder kurz oder sehr lange gegart werden.

1 Glas Tomaten (Bioladen) *oder frische aus biologischem Anbau*
1 EL Würzl (Bruno Fischer, Bioladen)
1 TL Kräutersalz (Bioladen, Reformhaus)
2 EL Olivenöl
1 Zwiebel
1 EL Basilikum
1 EL Oregano
Knoblauch nach Geschmack
Oliven nach Geschmack
Kapern nach Geschmack
2 EL Cashewmus nach Geschmack

Die Zwiebeln mit dem Knoblauch anbraten und mit Tomaten ablöschen. Kräutersalz, Gewürze und Würzl dazugeben und mindestens 30 Minuten bei geringer Hitze köcheln. Dabei einen Deckel auflegen.
Den Deckel abnehmen, die Oliven dazugeben und ohne Deckel weitere 15 Minuten garen.
Kurz vor dem Servieren die Kapern einrühren.
Wenn ein sahniger Geschmack gewünscht wird, das Cashewmus unterrühren.
Die Tomatensoße schmeckt zu jeder Beilage. Wird sie flüssiger gewünscht, so kann sie mit etwas Weißwein abgeschmeckt werden.

Mangold

Mangold
Weißwein oder Wasser
Würzl
Salz

Die Mangoldblätter waschen, Stiele heraustrennen, kleinschneiden und in wenig Flüssigkeit garen.
Nach etwa 10 Minuten die kleingeschnittenen Blätter hinzufügen, mit Würzl und Salz abschmecken.
Auch ohne Würzl schmeckt Mangold gut, denn er hat einen starken Eigengeschmack. Schmeckt gut zu Reis oder Kartoffeln.

Weißkohl

1 Weißkohl
1 Tasse Weißwein oder Wasser
2 EL Raps- oder Erdnußöl
1 TL Salz
½ Tasse Rosinen nach Geschmack
3 EL Nußmus

Den Weißkohl kleinschneiden, in Öl anbraten, mit Wein oder Wasser ablöschen und mit Salz abschmecken. Bei aufgelegtem Deckel und geringer Hitze etwa 30 Minuten köcheln.
Erst kurz vor dem Servieren das Nußmus einrühren.
Ein einfaches aber schmackhaftes Gemüse, paßt zu Kartoffeln Quinoa oder Reis.

Hauptgerichte

Grünkohl oder Wirsing

Eigentlich entwickelt Grünkohl durch Bregenwurst oder Speck erst den vollen Geschmack. Beides läßt sich jedoch durch eine große Ölmenge ersetzten.

> *Grünkohl oder Wirsing*
> *Olivenöl*
> *Salz*
> *Gewürze nach Geschmack*

Das Gemüse kleinschneiden und in reichlich Wasser 3–5 Minuten kochen.
Das Kochwasser weggießen und das Gemüse mit reichlich Öl und etwas Wasser oder Wein mit aufgelegtem Deckel mindestens 30 Minuten garen. Die Ölmenge richtet sich nach Ihrem Geschmack.
Probieren Sie den Grünkohl oder den Wirsing vor dem Servieren, und geben Sie eventuell noch weiteres Öl dazu.

Pastinaken

Pastinaken schmecken nussig und Gewürze sind nicht notwendig, ein ideales Gemüse für Menschen mit vielen Allergien.

> *Pastinaken* (Bioladen)
> *Erdnuß-, Raps- oder Olivenöl*
> *Salz*

Pastinaken schälen, würfeln oder in Scheiben schneiden, in Öl unter häufigem Rühren dünsten und nach Geschmack salzen.

Topinambur

> *Topinambur* (Bioladen)
> *Erdnuß-, Raps- oder Olivenöl*
> *Salz*
> *Muskatnuß*
> *Pfeffer*

Rezeptteil

Topinambur mit einer Gemüsebürste säubern, würfeln, in Öl unter häufigem Rühren dünsten und nach Geschmack würzen.

Gelbe Rübe (Steckrübe)

1 gelbe Rübe
¼ Tasse Rapsöl
1 Tasse Weißwein oder Wasser
Salz
½ Tasse Cashewkerne
1 EL Cashewmus

Die gelbe Rübe würfeln, im Öl und Wein dünsten, dabei häufig rühren und mit Salz abschmecken.
Kurz vor dem Servieren die Cashewkerne dazugeben und das Cashewmus unterrühren.

Blumenkohl frittiert

Blumenkohl
Frittierfett, vorzugsweise Erdnußöl
Salz
Muskatnuß

Vom Blumenkohl kleine Rosen abschneiden und im heißen Fett frittieren. Der Eigengeschmack des Blumenkohls ist so intensiv, daß Salz und je nach Geschmack Muskatnuß zur Verfeinerung ausreichen.
Schmeckt gut zu Kartoffelbrei.

Nachspeisen

Pudding

½ Liter Reisdrink
1 Tüte Puddingpulver
1–2 EL Nußmus oder 1 EL Kürbiskern- oder Nußöl
etwa 3 EL Agavendicksaft oder Honig

Eine halbe Tasse Reisdrink in ein leeres Marmeladenglas füllen, das Pulver dazugeben und durch Schütteln auflösen.
Den Rest des Reisdrinks erwärmen und das aufgelöste Pulver mit einem Schneebesen einrühren.
Noch einmal kurz aufkochen, das Nußmus oder das Öl einrühren, mit Süße abschmecken und warm oder kalt servieren.

Pudding mit Banane

½ Liter Reisdrink
1 Tüte Puddingpulver
2 Bananen
etwa 2 EL Agavendicksaft oder Honig

Eine halbe Tasse Reisdrink in ein leeres Marmeladenglas füllen, das Pulver dazugeben und durch Schütteln auflösen.
Den Rest des Reisdrinks erwärmen und das aufgelöste Pulver mit einem Schneebesen einrühren.
Noch einmal kurz aufkochen, die zuvor zerdrückten Bananen einrühren, mit Süße abschmecken und warm oder kalt servieren.

Rezeptteil

Gundulas Zitronenpudding

Saft oder Schale einer ungespritzten Zitrone
1 Tasse Apfelsaft
1 Tasse Reisdrink oder Sojatrunk
etwa 1 EL Weizengrieß oder Polenta
1 TL Kuzu oder Pfeilwurzelmehl (Bioladen, Reformhaus)
3 EL Wasser
Agavendicksaft nach Geschmack

Den Apfelsaft und Reisdrink aufkochen, den Grieß einrühren und wenige Minuten mitkochen.
Kuzu in kaltem Wasser auflösen, mit einem Schneebesen unterziehen, kurz aufkochen lassen, die Zitrone einrühren und mit Agavendicksaft abschmecken.

Reisbrei

1 Tasse Reis- oder Haferflocken
etwa 2 Tassen Reisdrink
1 Prise Salz

Die Flocken in dem Reisdrink kurz aufkochen und zu frischem, kleingeschnittenem Obst oder Apfelmus heiß oder kalt servieren.

Reissuppe

1 Tasse Reisflocken
etwa 3 Tassen Reisdrink
2 Prisen Salz
Ahornsirup oder Agavendicksaft nach Geschmack

Die Flocken in dem Reisdrink kurz aufkochen und heiß servieren.

Obstsalat

verschiedene Obstsorten der Saison
Rosinen
Cashewkerne
Agavendicksaft oder Ahornsirup

Das Obst in Stücke schneiden, mit Agavendicksaft oder Ahornsirup abschmecken und mehrere Stunden ziehen lassen.
Die Cashewkerne eventuell ohne Fett in einer Pfanne rösten und kurz vor dem Servieren noch heiß darüberstreuen.

Manuelas Fruchtdessert

1 mittlere Karotte
1 Birne
1 Banane
100 ml Fruchsaft nach Geschmack
1 TL Kürbiskern-, Nuß- oder Sesamöl

Die Karotte fein reiben, die Birne würfeln, die Banane mit einer Gabel zerdrücken und mit allen anderen Zutaten verrühren.

Gundulas Apfelkompott

1–2 Äpfel
1 Tasse Apfelsaft
½ Tasse Rosinen
1 TL Zimt
1–2 TL Kuzu oder Pfeilwurzelmehl (Bioladen, Reformhaus)
3 EL Wasser

Die Äpfel in Stücke schneiden, den Apfelsaft dazugeben, weichkochen, die Rosinen kurz mitkochen und mit Zimt abschmecken.
Kuzu in kaltem Wasser auflösen, dazugeben und noch einmal aufkochen.

Rezeptteil

Gundulas Obstkompott

1 Apfel
1 Birne
4 Backpflaumen
½ Tasse Rosinen
1 TL Zimt

Das Obst in Stücke schneiden, den Apfelsaft dazugeben und weichkochen. Die Rosinen kurz mitkochen und mit Zimt abschmecken.

Apfel gebraten

4 große saure Äpfel
2–3 TL Agavendicksaft oder Honig, je nach Geschmack
4 EL Rosinen
Zimt
1 Tasse Weißwein

Die Äpfel mit einem entsprechenden Messer aushöhlen, mit Zimt und Rosinen füllen und in einen Topf stellen. Im Topf sollten die Äpfel dicht nebeneinander stehen können. Große Zwischenräume gegebenenfalls mit einem kleingeschnittenen Apfel füllen.
Den Agavendicksaft über die Äpfel gießen, den Weißwein dazugießen und mit Deckel garen, bis die Äpfel weich sind. Die Garzeit richtet sich nach der Größe der Äpfel.

Haralds Apfelauflauf

½ Honigkuchen (Naturkost-Versand Ruth Franz)
3 saure Äpfel
2 EL Müsli
1 EL Sesamsaat (Bioladen, Reformhaus)
1 EL Hartweizengrieß
¼ Liter Apfelsaft
1 EL Haselnußöl
1 EL Rohrzucker nach Geschmack

Eine Auflaufform mit 20 cm Durchmesser mit Haselnußöl einfetten und

mit Müsli ausbröseln. Honigkuchen in Würfel schneiden, Äpfel möglichst mit Schale würfeln.
Den Apfelsaft mit dem Grieß verrühren und nach Bedarf süßen.
Apfelstücke, Honigkuchen, Müsli und Weizengrießsaft abwechselnd in die Auflaufform schichten. Zum Schluß mit Sesam bestreuen und bei 120–150 °C etwa 40–50 Minuten backen.

Sojadessert mit Obst
(reich an pflanzlichem Eiweiß)

Im Bioladen und Reformhaus gibt es eine große Auswahl sehr delikater Sojadesserts. Schauen Sie auf die Zutatenliste, und probieren Sie die für Sie erlaubten. Alle sind frei von Milch- und Eibestandteilen. Sie schmecken gut zu Obstsalat, Kuchen und natürlich pur.

Beerencreme

>*400 g Beeren nach Geschmack*
>*30 g Sibylle-Diät Ei-Ersatz* (Reformhaus)
>*120 ml Wasser*
>*etwa 30 g Zucker, je nach Süße der Beeren*

Die Beeren waschen, abtropfen lassen, pürieren und durch ein Sieb pressen, um die Kerne zu entfernen.
Das Wasser erwärmen und mit einem Mixer den Ei-Ersatz einrühren und schaumig schlagen.
Die Beerenmasse einrühren und nach Geschmack süßen. Schmeckt am besten leicht gekühlt.

Bananencreme

>*160 ml Orangensaft*
>*40 g Sibylle-Diät Ei-Ersatz* (Reformhaus)
>*80 g Zucker*
>*100 g Banane*

Den Saft zum Kochen bringen, Ei-Ersatz unterrühren und schaumig schlagen. Dabei den Zucker portionsweise hinzufügen.

Rezeptteil

Die Banane mit einer Gabel fein zerdrücken und unter die Masse heben. Die Bananencreme schmeckt am besten lauwarm und sollte nicht lange stehen, denn sonst werden die Bananen braun.

Manuelas gebratene Bananen

4 Bananen
80 g Honig
80 g Getreideschrot
¼ Tasse Raps- oder Erdnußöl

Die geschälten Bananen vierteln, in Honig wenden, mit Getreideschrot panieren und im heißen Öl goldgelb backen.
Sie schmecken heiß und kalt.

Bananen gebraten

2 Bananen
50 ml Agavendicksaft
3 EL Zitronensaft

Den Agavendicksaft in einer Pfanne erwärmen, die Bananen der Länge nach halbieren und nebeneinander in den heißen Agavendicksaft legen. Nach wenigen Minuten vorsichtig wenden, mit Zitronensaft abschmecken und heiß servieren. Schmeckt auch gut zu Eiscreme.

Gundulas Mokkacreme

2 Tassen Getreidekaffee, z. B. Yannoh, Lima (Bioladen)
1 EL Haselnuß- oder Mandelmus
1 EL Gerstenmalz (Bioladen)
1 Messerspitze Bourbon-Vanille
1 TL Agar Agar (Bioladen)

Alle Zutaten vermischen, aufkochen und an einen kühlen Ort stellen. Nach dem Erkalten wird die Creme fest.

Fruchtige Kaltschale

500 g Früchte nach Wahl
½ Liter Wasser
3–4 TL Honig
2 EL Zitrone
1½ –2 gestrichene TL Natura Guarkernmehl (Reformhaus)

Alle Zutaten pürieren, abschmecken und bis zum Servieren kaltstellen.

Fruchtcreme

1–2 Bananen
250 g Erdbeeren oder 5 Kiwis
1 TL Apfelpektin
2 EL Ahornsirup
1 Messerspitze Vanille

Alle Zutaten im Mixer pürieren und gekühlt servieren. Verwenden können Sie jede Frucht, die Banane rundet den Geschmack ab.

Eiscreme

Eiscreme in entsprechenden Läden enthält in den meisten Fällen Milch oder Ei oder gar beides. Fruchteis kann Laktose enthalten.
Wir haben uns vor ein paar Jahren eine Eismaschine gegönnt und bereuen es nicht. Es gibt verschiedene Verfahren. Wir haben in der Kühltruhe eine Kühleinheit liegen, die in diese Maschine eingelegt wird. Ein Rührwerk sorgt dann dafür, daß das Eis etwa 20 Minuten gleichmäßig gerührt wird und nicht kristallisiert.
Selbstverständlich können Sie auch eine Schüssel in die Kühltruhe stellen und in kurzen Abständen rühren. Die Herstellung benötigt dann längere Zeit, außerdem wird das Eis nicht so cremig.
Einige Hersteller von Fertigpulver geben in der Rezeptur Honig an. Honig wird bei Kälte hart, entsprechend auch das Eis.

Johannisbeereis

1 Flasche Johannisbeersaft (Völkel, Bioladen)
1 Tüte Eispulver, Eisblümerl (Rosengarten, Bioladen) (enthält Soja)
Agavendicksaft, Ahornsirup oder Rohrzucker nach Geschmack

Das Eispulver mit einem Schneebesen in den Saft einrühren, mit Süße abschmecken und 30 Minuten in den Kühlschrank stellen.
Die cremige Flüssigkeit noch einmal kurz umrühren und in die Eismaschine füllen.

Sojafreies Johannisbeereis

1 Flasche Johannisbeersaft (Völkel, Bioladen)
1 TL Johannisbrotkernmehl oder Apfelpektin (Reformhaus)
Agavendicksaft, Ahornsirup oder Rohrzucker nach Geschmack

Das Johannisbrotkernmehl oder das Apfelpektin mit einem Schneebesen in den Saft einrühren, mit Süße abschmecken und 30 Minuten in den Kühlschrank stellen.
Die cremige Flüssigkeit noch einmal kurz umrühren und in die Eismaschine füllen.

Mango-Kindereis

1 Flasche Mangosaft (Völkel, Bioladen)
2–3 EL Ahornsirup oder Agavendicksaft nach Geschmack

Den Saft mit der Süße abschmecken und in der Eismaschine zu einem Softeis verarbeiten.

Fruchtshake

1 Banane
1 Tasse Orangensaft oder ganze Ananasstücke
1 ½ Tassen Eiswürfel (Wasser)

Alle Zutaten in einem Mixer pürieren und bald genießen.

Kaffeezeit

Kekse und Plätzchen der Firmen *Werz* und *3 Pauly* lassen sich gut bevorraten. Ein besonderer Tip sind die Werz-Naturkekse, glutenfrei, kombiniert mit Datteln. Beides bekommen Sie im Bioladen. Alle Kekse und Gebäcke der Firma Werz (Bioladen) sind ei- und milchfrei, die Plätzchen der Firma 3 Pauly (Reformhaus) nicht alle. Schauen Sie auf die Zutatenliste.
Plätzchenrezepte, die eifrei sind und Butter in der Rezeptur haben, können Sie weiterhin backen. Nehmen Sie statt der Butter laktosefreie Margarine.

Vanillekekse

125 g laktosefreie Margarine
125 g Dinkel- oder Weizenmehl
60 g Rohrzucker
60 g gemahlene Mandeln
2 Messerspitzen Bourbon-Vanille

Alle Zutaten zu einem Teig verkneten und bei Bedarf etwas Wasser dazugeben.
Den Teig ausrollen, Kekse ausstechen oder mit beiden Händen kleine Würstchen formen und auf ein mit Backpapier ausgelegtes Backblech legen und im Backofen bei etwa 180 °C 15 Minuten backen.

Nonnenfürzchen

300 g Dinkelmehl
etwa 250 ml Wasser oder Sojatrunk
½ TL Salz
etwa 10 g Weinsteinbackpulver
3 EL Vollrohrzucker
2 Tassen Frittierfett (z. B. Erdnußöl, Kokos- oder Palmfett)

Aus den Zutaten, außer dem Fett, einen Teig herstellen, mit 2 Teelöffeln kleine Häufchen in das heiße Fett in einem kleinen Kochtopf geben und diese wenden, sobald sie goldbraun sind.

Schmecken köstlich, wenn sie – noch warm – mit Ahornsirup übergossen werden.

Zimtwaffeln

20 g Sibylle-Diät Ei-Ersatz (Reformhaus)
80 ml Wasser
80 g laktosefreie Margarine
100 g Rohrzucker
200 g Weizenmehl Typ 405
½ Tüte Weinsteinbackpulver
200 ml Reisdrink oder Sojatrunk
1 Prise Bourbon-Vanille
1 Prise Salz

Ei-Ersatz mit Wasser verrühren und schaumig schlagen.
Die Margarine in einer Schüssel geschmeidig rühren und den Zucker einrühren.
Das Mehl mit dem Weinsteinbackpulver mischen, mit der Zucker-Margarine-Masse verrühren, den Reisdrink hinzufügen, mit Salz, Vanille und Zimt anreichern und alles verrühren. Zum Schluß die Ei-Ersatz-Masse vorsichtig unterheben.
Im vorgeheizten Waffeleisen etwa 8 Waffeln goldbraun backen. Nach vorherigem Einfetten mit Margarine oder Öl lösen sich die Waffeln besser aus der Form.

Manuelas Apfelkrüstchen

160 g laktosefreie Margarine
340 g Vollkornmehl
10 g Weinsteinbackpulver
400 g Äpfel
Honig, Agavendicksaft oder Ahornsirup nach Geschmack

Die Äpfel raspeln, mit Margarine, Mehl und Weinsteinbackpulver vermischen und mit Honig abschmecken.
Auf einem mit Backpapier ausgelegten Backblech kleine Haufen setzen und bei 180 °C etwa 20 Minuten backen.

Kaffeezeit

Haralds Aprikosenfinger

    200 g getrocknete Aprikosen
    150 g Honig, vorzugsweise Orangenhonig
    50 g Ahornsirup
    150 g Weizenvollkornmehl
    50 g Weizenkleie
    100 g gemahlene Mandeln oder Haselnüsse
    1 Tüte Weinsteinbackpulver
    4 EL Mandel- oder Haselnußöl
    2 Prisen Salz
Belag:
    Aprikosenmarmelade

Die Aprikosen in kleine Streifen schneiden und mit dem Honig, Ahornsirup und Öl verrühren.
Mehl, Kleie, Weinsteinbackpulver und Salz einrühren, zu einem Teig verarbeiten und für 2 Stunden in den Kühlschrank stellen.
Den Teig auf einem mit Backpapier ausgelegten Backblech etwa 1 cm dick ausrollen und bei 200 °C etwa 15 Minuten backen.
Nach dem Backen noch warm in fingerlange Streifen schneiden und, sofern sie bald gegessen werden, mit Aprikosenmarmelade bestreichen. Bei Aufbewahrung werden sie durch die Marmelade klebrig. Sie entwickeln ihr volles Aroma erst nach 2 Wochen.

Apfelkuchen

Bodenteig:
    500 g Sanatura Backmischung für Dinkelbrot (Reformhaus)
    4 EL Natura Fruchtsüße (Reformhaus)
    250 g laktosefreie Margarine
    etwas Wasser
Belag:
    etwas Semmelbrösel
    500 g Äpfel
    150 g gemahlene Mandeln
    4 EL Natura-Fruchtsüße
    100 g ungeschwefelte Rosinen

Die Bachzutaten zu einem Teig verkneten und im Kühlschrank kaltstellen.

Rezeptteil

Die kleingeschnittenen Äpfel mit den Mandeln, den Rosinen und der Fruchtsüße vermischen.
Den Teig erneut durchkneten, in einer Springform verteilen und mit Semmelbrösel bestreuen.
Den Teig mit einer Gabel mehrmals einstechen, die Fruchtfüllung darauf verteilen und im vorgeheizten Backofen bei 175 °C etwa 40 Minuten backen.

Früchtekuchen

250 g getrocknete Birnen
250 g getrocknete Pflaumen
250 g getrocknete Feigen
50 g Orangeat
50 g Zitronat
125 g Weintrauben oder Rosinen
125 g Sultaninen
1 Flasche Weißwein
125 g Haselnüsse
125 g Walnüsse
125 g Mandeln
30 g Zimt
1 EL Anis
½ TL Salz
Wasser
20 g Trockenhefe
500 g Weizen- oder Dinkelvollkornmehl
125 g Rohrzucker

Das Trockenobst kleinschneiden, mit dem Wein aufkochen und 12 Stunden kühl stellen. Das Obst abgießen und den Wein auffangen.
Aus diesem Wein, Mehl, Trockenhefe, Salz und Gewürzen einen geschmeidigen Teig herstellen und das Obst einkneten. Dabei muß bedacht werden, daß das Obst noch eine Restflüssigkeit enthält, deshalb den Wein nach und nach dazugeben und je nach Bedarf nicht alles verbrauchen oder mit Wasser ergänzen.
Den fertigen Teig in den Kühlschrank stellen, 10–12 Stunden gehen lassen, erneut kneten, 2 Laibe formen, 1 Stunde im kalten Ofen lassen, diesen dann auf 200 °C stellen und etwa 60 Minuten backen.

Kaffeezeit

Früchte-Hutzelbrot

Teig:
  500 g Dinkel- oder Weizenvollkornmehl
  15 g Natura Vollkorn-Sauerteig (Reformhaus)
  20g Trockenhefe
  1 TL Meersalz
  300–400 ml lauwarmes Wasser
Füllung:
  325 g kleingeschnittene Trockenfrüchte nach Wahl
  50 g gemahlene Mandeln
  50 g gemahlene Haselnüsse
  75 g Marzipan-Rohmasse (Reformhaus)
Glasur:
  1 Zitrone
  2 EL Honig

Die kleingeschnittenen Trockenfrüchte in 100 ml Wasser einweichen und gut ausdrücken, dabei das Wasser auffangen.
Aus Mehl, Trockenhefe, Sauerteig, Salz und Wasser einen Teig kneten. Dabei das Einweichwasser zuerst einkneten. Den Teig für ein paar Stunden in den Kühlschrank stellen und dort aufgehen lassen.
Die Trockenfrüchte mit den Nüssen und dem Marzipan vermengen.
Den Teig aus dem Kühlschrank nehmen, verkneten, 1 cm dick ausrollen, mit der Füllung bestreichen und zusammenrollen.
Diese Rolle in eine Kastenform legen, an einem warmen Ort etwa 30–40 Minuten aufgehen lassen, mit etwas Wasser bestreichen und die ersten 10 Minuten im Backofen bei 225 °C backen.
Für die restlichen 40–50 Minuten Backzeit den Ofen auf 190 °C stellen und das noch heiße Brot mit der Zitrone-Honig-Glasur bestreichen.

Rezeptteil

Schokoladenkuchen

250 g laktosefreie Margarine
200 g Rohrzucker
etwa 250 ml Reisdrink oder Sojatrunk
300 g Vollkornmehl
½ TL Salz
1 Tüte Weinsteinbackpulver
2 Tafeln Zartbitterschokolade oder Carobtafeln

Alle Zutaten außer der Schokolade zu einem Teig verarbeiten.
Die Schokolade mit einem Brotmesser auf einem Brett in kleine Stücke schneiden und unterrühren.
Den Teig in eine Kastenform füllen und bei 180 °C etwa 60 Minuten backen. Erst nach dem Erkalten aus der Form nehmen und in Scheiben schneiden.

Napfkuchen

125 g laktosefreie Margarine
100 g Rohrzucker
1 Messerspitze Bourbon-Vanille
20 g Sibylle-Diät Ei-Ersatz (Reformhaus)
80 ml Wasser
200 g Weizenmehl Typ 550
1 TL Weinsteinbackpulver
100 g Aprikosen, getrocknet und ungeschwefelt
50 g Rosinen, ungeschwefelt
Margarine zum Fetten der Backform
Mandelplättchen

Margarine und Zucker in einer Schüssel schaumig rühren und die Vanille hinzufügen.
Ei-Ersatz mit Wasser verrühren, schaumig schlagen und portionsweise die Margarine-Zucker-Creme und das Mehl mit dem Backpulver hinzufügen.
Die Aprikosen kleinhacken und zusammen mit den Rosinen vorsichtig unterheben.
Die Napfkuchenform (Durchmesser 18 cm) mit Margarine einfetten, mit Mandelplättchen bestreuen und den Teig einfüllen.
Im vorgeheizten Backofen bei 175 °C etwa 50–60 Minuten backen.

Kaffeezeit

Manuelas Mürbeteig

150 g kalte laktosefreie Margarine
250 g Weizenmehl, Typ 405
3 EL eiskaltes Wasser
1 Prise Salz
Obst nach Bedarf oder Jahreszeit

Alle Zutaten zu einem festen Teig verarbeiten und nach Möglichkeit 2 Tage in den Kühlschrank stellen. Der Teig kann sogar eingefroren und später verwendet werden.
Der Teig wird in einer Backform flach ausgebreitet und mit Obst der Saison belegt. Dafür eignen sich vor allem Pflaumen und Äpfel. Ein paar Bananenstücke auf dem Obstboden mitgebacken ergeben einen leckeren Geschmack.

Mürbeteig (Sibylle-Diät)

200 g Weizenmehl Typ 405
50 g gemahlene Haselnüsse oder Mandeln
150 g laktosefreie Margarine
100 g Zucker
½ TL Backpulver
1 Prise Salz
10 g Sibylle-Diät Ei-Ersatz (Reformhaus)
40 ml Wasser
Margarine zum Fetten der Backform

Außer Ei-Ersatz und Wasser alle Zutaten zu einem Teig kneten.
Ei-Ersatz und Wasser verrühren und mit einem Mixer schaumig schlagen.
Diese Masse unter den Teig arbeiten, die Kuchenform einfetten, den Teig darin flach verteilen und bei 200 °C etwa 20–25 Minuten backen.
Der erkaltete Boden kann mit Beeren oder Obst der Saison belegt werden.

Manuelas Obstboden

150 g kalte laktosefreie Margarine
170 g Weizen- oder Dinkelmehl Typ 405
40 g Rohrzucker
1 Prise Salz
Belag:
Beerenobst, je nach Saison oder Obst aus dem Glas
gekochter Pudding

Alle Zutaten zu einem Teig verkneten, in eine Klarsichtfolie einwickeln und 2 Stunden kühlen.
Den Teig in einer gefetteten Obstbodenform ausbreiten und etwa 30 Minuten bei 225 °C backen.
Nach dem Erkalten aus der Form nehmen, mit Obst belegen und warmen Pudding darübergießen. Der Pudding wird beim Erkalten fest, schmeckt gut und ersetzt den gelatinehaltigen Tortenguß.

Sahneersatz

Leider gibt es keinen wirklichen Ersatz für Sahne, jedoch kann man, sofern verträglich, Sojadessert statt Sahne verwenden.
Sojatrunk mit einem Mixer geschlagen bekommt eine ähnliche Konsistenz wie Sahne, ist aber flüssiger.

Minilexikon für die Küche

Stehen keine Angaben zu Milch oder Ei, sind die nachfolgenden Produkte alle frei von Ei- und Milchbestandteilen.

Agar Agar (E406): Verdickungsmittel aus getrockneten Rotalgen.
Ahornsirup: Blutungssaft des kanadischen Zuckerahornbaums.
al dente: mit Biß gekocht.
Apfeldicksaft: konzentrierter Apfelsaft.
Apfelpektin: reiner Ballaststoff aus dem Apfel, zum Eindicken geeignet.
Aramé: Meeresalge.
Arrowroot: Verdickungsmittel.
Basmati: besonders aromatischer Reis aus Indien.
Biobin: Verdickungsmittel aus Guarkernmehl und Johannisbrotkernmehl.
Bioland: durch einen entsprechenden Verband geprüfte, biologisch angebaute Produkte.
Birnendicksaft: konzentrierter Birnensaft.
Bourbon-Vanille: echte Vanille.
Brottrunk: milchsauer vergorenes Getreidegetränk.
Carob: süßer Kakaoersatz aus dem Johannisbrot.
Daikon: weißer, getrockneter oder eingelegter Rettich.
Darren: im Backofen Getreide bei etwa 70 °C trocknen.
Demeter: biologisch dynamischer Anbau; mit Kompost gedüngt und nach Aussaatkalender angebaut; Kontrolle durch den Demeter-Bund.
Dinkel: eine Weizenform, unreif geerntet wird er Grünkern genannt.
Dörren: Trocknen von Lebensmitteln.
E-Nummer: Zusatzstoffe.
Einkorn: Urweizenform.
Emulgator: verbindet Wasser und Fett und kann Laktose enthalten.
Fruchtkaffee: aus Getreide und Früchten hergestellter Kaffee-Ersatz.
Fruchtriegel / Fruchtschnitte: eine aus Trockenfrüchten, Honig, Samen und Nüssen hergestellte Süßigkeit meist ohne Ei- und Milchprodukte.

Minilexikon für die Küche

Gomasio: Sesamsalz: gerösteter Sesam geschrotet mit Meersalz.
Grünkern: unreif geernteter Dinkel.
Guarkernmehl (E 412): Verdickungsmittel aus den Kernen des tropischen Guajavebaums.
Haferdrink: milchartiges Getränk aus Hafer.
Hummous: Brotaufstrich und Gewürz aus Sesam und Kichererbsen.
hypoallergen (hypo: wenig): wenig allergieauslösend.
Johannisbrotkernmehl (E 410): Verdickungsmittel, gemahlener Samen der Johannisbrotfrucht.
Kamut: altägyptischer Urweizen.
kbA: kontrolliert biologischer Anbau; kontrolliert von einem Verband.
Kefir: fermentiertes Sauermilchprodukt. Vorsicht, wird aus Milch hergestellt.
Kokoh: Mischung aus pulverisierten gedarrten Getreidearten; ergibt mit Wasser vermischt einen Milchersatz.
konventionell angebaut: nicht unter biologischen Gesichtspunkten angebaut.
Kräutersalz: Mischung aus verschiedenen Gewürzen und Kochsalz; im Bioladen und Reformhaus erhältliche sind ei- und laktosefrei.
Kumys: Gärungsgetränk aus Stutenmilch mit einem geringen Laktosegehalt (ca. 0,5 %).
Kuzu / Kouzou: Verdickungsmittel aus der asiatischen Kuzupflanze.
Kwasz / Kwas / Kwaß /Geiselitz / Brage (aus Hirse) Kwascha: milchsauer vergorenes Brotgetränk (aus Brot oder Mehl); Vorsicht bei Milchallergie.
Laktase: Enzym für die Laktoseverdauung.
lakto-vegetabil: ohne Fleisch, Fisch und Ei; Milch wird gegessen.
Laktose: Milchzucker, nicht bei Allergie verzehren.
Lopino: wird aus der weißen und gelben Lupine hergestellt und ist Tofu ähnlich. Es ist bereits gar und muß nur erwärmt werden.
Lupine: Blume, bekannter ist die violette Lupine.
Makrobiotik: vom Zen-Buddhismus geprägte japanische Ernährungsform und Lebensphilosophie.
Meeresgemüse: Algen.
Mehlqualitätsbezeichnung: je höher die Zahl, die hinter dem Getreidenamen steht, desto besser die Qualität (z. B. Weizenmehl 1050 ist besser als Weizenmehl 405).
Milchsäure (E 270): laktosefreier Bestandteil der Milch, Vorsicht jedoch bei Allergie.
Milchzucker: Laktose, nicht bei Milchallergie verzehren.
Miso: milchsauer vergorenes Getreide mit Sojabohnen und Salz.

Minilexikon für die Küche

Molke: entsteht bei der Herstellung von Käse und enthält Laktose. Vorsicht bei Allergie.
Molkepulver: pulverisierte Molke, die oft als Zutat beigefügt wird. Nicht bei Allergie verzehren.
Natso / Natto: fermentierte Sojabohnen.
Nestagel: Bindemittel, Verdickungsmittel.
Neuform: Qualitätssiegel deutscher Reformhäuser.
Nigari: Bittersalz, wird zur Herstellung von Tofu verwendet.
Nori: zubereiteter Seetang.
Okara: entsteht bei der Herstellung von Tofu und ist flüssig.
ovo-laktovegetabil: ohne Fleisch und Fisch; Milch und Ei werden gegessen.
Pektin (E 440a): Verdickungsmittel aus Äpfeln oder Zitrusfrüchten, ein gesunder Ballaststoff.
Pesto: Kräuterspezialität aus Italien mit Käse, Vorsicht bei Milchallergie.
Pfeilwurzelstärke: Verdickungsmittel aus der Arrowrootwurzel.
Reisdrink: milchartiges Getränk aus Reis.
Rote Liste: Medikamentenliste für Therapeuten mit Inhaltsangaben einzelner Medikamente, Laktose wird als Hilfsstoff angegeben.
Sago / Perlsago: aus Weizen, Sago- oder Brennpalme gewonnenes laktosefreies Verdickungsmittel.
Sauermolke: entsteht bei natürlicher Säuerung der Milch.
Seitan: wird aus Weizen gewonnen.
Sojasprossen: gekeimt aus grünen Mungbohnen (eine Sojabohnenart).
Süßmolke: wird Milch mit Lab eingedickt, bildet sich Süßmolke; Vorsicht bei Milchallergie.
Tahin: Sesammus.
Takuan: in Reiskleie und Salzwasser gegorener Rettich.
Tapioka / Manioka: aus der Wurzel des Maniokastrauchs gewonnenes Verdickungsmittel.
Tempeh: mit Schimmelpilz fermentierte Sojabohnen aus Indonesien.
Tofu / Sojakäse / Sojaquark: wird aus Sojatrunk hergestellt, ist bereits gar und muß nur erwärmt werden.
Ursüße: getrockneter Zuckerrohrsaft.
Vanille: echte Vanille.
Vanillin: synthetische Vanille.
vegan: ohne jegliche Tierprodukte, auch ohne Honig (und Lederwaren).
vegetarisch: ohne Fleisch.
Wakamé: Meeresalge.
Yannoh: Kaffee-Ersatz.

E-Nummern

E 270 Milchsäure, bakterielle Herstellung
E 326 Kaliumlactat, Salze der Milchsäure
E 327 Calciumlactat, Salze der Milchsäure
E 472b Mono-und Diglyceride von Speisefettsäuren, verestert mit Milchsäure, Milchsäure, synthetisch, natürlich

Alle anderen E-Nummern haben nichts mit Milch- oder Eiprodukten zu tun.

Adressen

Lebensmittelversand / Versand für Allergikerprodukte

Naturkost-Versand Ruth Franz GmbH
In der Hahnhecke 8
D-64291 Darmstadt
Tel. 06150 / 820 51 • Fax 06150 / 849 89

Naturkornmühle Werz
Stäffeleswiesen 28/30
D-89522 Heidenheim
Tel. 07321 / 510 18 • Fax 07321 / 541 47

allsana
Zum Steiner 1
D-83489 Strub
Tel. 08652 / 94 80 98 • Fax 08652 / 94 80 99

alfda Artikel für Allergiker Handels GmbH
Jenseitsstraße 55a
D-50127 Bergheim
Tel. 02271 / 98 03 09 • Fax 02271 / 98 02 37

KulturGut Alte Schmiede GmbH
Der NATUeRliche Versandhandel
Mühlenstraße 6
D-37194 Wahlsburg
Tel. 05572 / 44 48 • Fax 05572 / 17 16

Hammermühle Diät GmbH
D-67489 Kirrweiler
Tel. 06321 / 95 89-0 • Fax 06321 / 580 77

Adressen

Seminare / Beratung / Vorträge

KulturGut Alte Schmiede GmbH
Seminarzentrum
Mühlenstraße 6
D-37194 Wahlsburg
Tel. 05572 / 44 48 • Fax 05572 / 17 16

Naturheilpraxis
Alabaster
Hauptstraße 2
D-31542 Bad Nenndorf
Tel. 05723 / 70 26 73

Lakritzpulver-Versand

Kräuter Schulte
Schloßstraße 7
D-76593 Gernsbach
Tel. 07224 / 38 76 • Fax 07224 / 684 34

Ziegenmilch-Versand

Blauer Planet
Postfach 50
D-34340 Hedemünden
Tel. 05545 / 18 28 • Fax 05545 / 318

allsana
Zum Steiner 1
D-83489 Strub
Tel. 08652 / 94 80 98 • Fax 08652 / 94 80 99

Stutenmilch-Versand

Gestüt Sickinger Höhe
Hintereckstraße 11
D-66506 Maßweiler
Tel. 06334 / 50 61 • Fax 06334 / 21 06

Adressen

Roland Hördt-Küttner
Gestüt Hof Martinsberg
D-78564 Reichenbach
Tel. 07429 / 667 • Fax 07429 / 652

Selbsthilfegruppen Allergien

Allergiker- und Asthmatikerbund e.V.
Hindenburgstraße 110
D-41061 Mönchengladbach

Schweiz. Elternvereinigung Asthma- und Allergiekranker Kinder
Zentralsekreteriat Mia Isler
Schaufelgrabenweg 28
CH-3303 Wohlen

Selbsthilfegruppen Stillen

La Leche Liga Deutschland e.V.
Postfach 650096
D-81214 München

Danksagung

Mein besonderer Dank gilt meinem Mann und unserer Gasttochter Hanane, die beide meine Koch- und Backversuche aus meiner, wie sie sagen "Hexenküche" aßen und meistens für lecker befanden. Mein Dank auch an Herrn Dr. Jopp für sein Vertrauen und Eckart von Seherr-Thohs für seine Unterstützung. Harald Jösten, Manuela Mahlmann und Gundula Spieler sei für die entsprechend benannten Rezepte gedankt. Viele Firmen übersandten mir Listen ihrer geeigneten Produkte. Die Firmen Sibylle-Diät, Vitaquell, Natura, granoVita und Vitam haben geeignete Rezepte, von denen ich einige übernehmen durfte. Auch hierfür mein Dank.
An dieser Stelle möchte ich allen Firmen danken, die sich für Allergiker einsetzen und entsprechende Lebensmittel entwickeln bzw. vertreiben.